ESSAI

SUR L'EMPLOI

DE LA

RÉSECTION DES OS.

A BAR-LE-DUC,

DE L'IMPRIMERIE DE LAGUERRE.

ESSAI

SUR L'EMPLOI

DE LA

RÉSECTION DES OS,

DANS LE

TRAITEMENT

DE

PLUSIEURS ARTICULATIONS

AFFECTÉES DE CARIE.

Par M.^r le docteur MOREAU de BAR-LE-DUC.

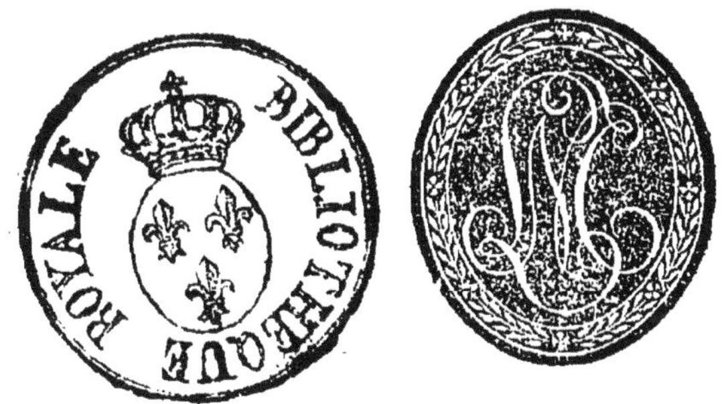

A PARIS,

chez CROULLEBOIS, Libraire, rue des Mathurins-St-Jacques, n.º 398.

1816.

INTRODUCTION.

En France, les observations de *Park*, sur la résection des articulations du genou et du coude, causèrent de l'étonnement sans inspirer de confiance ; et en 1789, malgré l'importance de ce premier essai, l'Académie de chirurgie de Paris repoussa des recherches du même genre que mon père lui adressait avec des détails et un caractère bien propres pourtant à la persuader. En général, les praticiens attachés aux idées reçues, par système ou par habitude, montrèrent de l'éloignement pour ces nouveaux procédés ; et les expériences de M.ʳ le Professeur *Chaussier*, qui s'est entièrement prononcé contre le retranchement des os pour les articulations ginglymoïdes, ajoutèrent encore à leur prévention.

C'est sous de tels auspices, qu'en 1803, je présentai à la faculté de médecine de Paris, les observations de mon père et les miennes sur la résection de plusieurs articulations ginglymoïdes affectées de carie. L'expérience me servait de guide, sous bien des rapports les avantages de notre méthode étaient évidens, et je pouvais, à l'appui de mes assertions, invoquer le témoignage irrécusable de M.^r le baron *Percy* ; cependant l'usage prévalut.

Il est des hommes que rien ne peut persuader ; avec des préventions, ils veuillent juger des choses *à priori*, et ils n'hésitent point à rejeter des faits positifs qu'ils dédaignent même de vérifier. En adoptant une manière de raisonner aussi bizarre, il est vrai qu'on est bien assuré de conserver ses opinions ; mais, je ne crois pas qu'on le soit également, de s'affranchir de l'erreur que, trop souvent, accompagne l'opiniâtreté.

Plusieurs circonstances me donnent aujourd'hui l'espoir d'une disposition plus favorable : des praticiens respectables ont daigné considérer nos efforts avec intérêt, et la faculté de médecine de Paris a admis la question de la résection des os cariés dans leurs articulations parmi celles qui devaient être traitées pour le concours de la chaire de médecine opératoire, vacante par la mort de Mr *Sabattier*. Je ne puis demeurer insensible à ces premiers hommages rendus à la vérité ; une plus longue expérience , de nouveaux faits observés avec soin , me font espérer que le travail auquel je me livre paraîtra plus exact et plus digne de l'attention des gens de l'art. Je ne me dissimule point que je laisserai beaucoup à désirer et beaucoup à faire , principalement pour les extrémités inférieures : mais , dans l'étude des maladies , le temps et le concours des travaux peuvent seuls perfectionner les procédés dont , le plus souvent , les inventeurs ne font que pressentir les avantages.

L'articulation tibio - tarsienne a fourni à mon père le sujet de sa première observation qui date du 13 août 1782 et fut communiquée , la même année , à l'Académie de chirurgie de Paris. C'est le 2 juillet 1781 que *Park* a pratiqué la résection du genou : mais chacun sait que sa lettre à *Percival Pott* ne fut connue en France qu'en 1784. Toutefois , il importe peu de savoir à qui appartient la priorité. Ces deux Chirurgiens, animés d'un semblable motif, ne sont pas partis du même point et n'ont pas suivi la même route. Ce qui intéresse véritablement les praticiens , c'est de connaître leurs procédés et les résultats, pour les comparer et les apprécier.

Après avoir isolé et interprêté un passage de *Paul d'Égine*, on a prétendu que la résection des extrémités articulaires n'avait pas été ignorée de cet auteur. Sans vouloir réclamer contre cette opinion que je considère comme très-indifférente à mon objet, j'observerai que l'exactitude des anciens ne permet pas de douter qu'ils auraient laissé des traces incontestables de ces grandes opérations, s'il était vrai qu'ils les eussent connues.

Certains vices de la constitution, le trop grand dépérissement des sujets, sont des obstacles, souvent insurmontables, à l'application de nos procédés : chaque praticien connaît et apprécie ces vérités générales qu'il est fort inutile de développer. Mais je me prononce de nouveau contre l'importance que l'on attache à cette induration lardacée des parties molles qui, déterminée par l'altération des os, accompagne presque toujours les anciennes caries des articulations et cesse avec elles. Je ne vois pas pour quelle raison on s'occupe ainsi de ce qui n'est qu'un symptôme par fois embarassant, et pourquoi on se persuade que *ces chairs engorgées ne peuvent dans les circons-*

tances même les plus favorables, recouvrer que très-lentement les conditions nécessaires à leur réunion.

On se livrerait encore à des craintes mal fondées, si, demeurant sourd à la voix de l'expérience, et voulant apprécier les suites immédiates des manœuvres que je me propose de décrire, on comparait les plaies qui en résultent, avec les blessures accidentelles des mêmes articulations : car, toutes nos observations prouvent la grande différence qui existe entre elles. Il ne peut rester aucun doute à cet égard, et il est également certain que, quand les résections ont été faites avec les soins nécessaires, la nature suit une marche régulière lorsqu'elle n'est pas indiscrètement troublée ; tellement, qu'on remarque fort peu de différence dans la situation des sujets, par rapport aux accidens primitifs, soit qu'on ait pratiqué la dislocation la plus laborieuse, soit qu'on ait enlevé une simple portion cariée. Pour juger de notre méthode, il ne faut pas supposer des dangers qui ne lui appartiennent nullement ; on peut me dire que dans bien des cas elle présente des difficultés, j'en conviens et je prévois qu'il se rencontrera toujours des chirurgiens qui, peu sensibles à la gloire de sauver un membre et de le rendre à ses principaux usages, préféreront, sous quelque vain prétexte, d'en consommer le sacrifice, en faisant choix de l'amputation.

Quand une jointure suppure depuis long-temps, les chairs ulcérées acquièrent une épaisseur considérable, et quelquefois les os gonflés, corrodés et couverts de fongosités, perdent leur conformation naturelle en se développant irrégulièrement. Tous ces changemens, que la carie détermine par degrés dans la texture et dans les rapports des parties dures et des parties molles, influent d'une manière si importante sur la pratique des résections, qu'il m'avait paru devoir être toujours plus facile et en même temps plus sûr, d'exercer ces opérations de suite, et sans attendre la formation du pus, pour les fracas comminutifs produits par les coups de feu. Je pensais que, dans tous les hôpitaux militaires, l'usage de ces procédés pouvait contribuer à diminuer le nombre des amputations et à améliorer la pratique chirurgicale, d'autant mieux qu'on y rencontre des sujets jeunes, courageux et généralement sains : mais , dans ces derniers temps , j'ai éprouvé que les espérances les mieux fondées devenaient souvent vaines, faute d'un concours de circonstances accessoires qui ne dépend , ni de la volonté, ni du talent de l'homme de l'art ; et maintenant, quoique je sois informé que les plus heureuses tentatives ont eu lieu à l'armée du Rhin , sous les yeux ou de la main même de M.ʳ le baron *Percy*, je crois qu'il doit être fort rare de réunir toutes les conditions nécessaires au succès de ces entreprises , dans les établissemens publics exposés à l'influence des mouvemens militaires. Par exemple : Antoine Geoffre, né à S.ᵗ-Pierre, département du Lot , fusilier au 144.ᵉ régim.ᵗ d'infanterie de ligne, me fut amené , après la retraite de Leipsik, parmi les premiers blessés qui entrèrent à l'hôpital militaire de Bar-le-Duc. L'extrémité inférieure de l'humérus, du côté droit, avait été traversée et fracturée par une balle ; je la retranchai, le 28 novembre 1813 : les circonstances semblaient favorables; les dix premiers jours se passèrent sans accidens : mais ce malade fut, en même temps que moi, affecté du typhus, et n'eut pas le bonheur d'en guérir.

Pour retrancher les os cariés, il n'y a point

à balancer , il faut former des lambeaux et leur donner une étendue telle que l'articulation malade se trouve à découvert aussi complètement qu'il est possible de le faire , sans nuire à la vie , ou aux mouvemens indispensablesdu membre. On se tromperait assurément et beaucoup si , désirant diminuer les douleurs ou cédant à d'autres motifs , on voulait se borner à de simples incisions , bien que des manœuvres aussi faciles aient pu suffire pour l'extraction de quelque portion articulaire fracturée ou nécrosée. En général , c'est en allant droit au but , c'est en mettant de côté les petits moyens , que l'on parvient , dans les cas graves , à se rendre maître des difficultés.

J'insiste également sur la nécessité d'enlever avec un soin presque minutieux , pendant l'opération , toutes les parties sensiblement cariées : à mon avis , ce serait une faute, d'en abandonner quelques unes , sous le vain prétexte que l'action de la nature et les secours de l'art , concoureront , par la suite , pour en délivrer le sujet. Je sais que d'autres principes ont reçu la sanction la plus respectable (*a*);

____

(*a*) Mémoire sur un moyen de suppléer à l'amputation du bras dans l'article , par Mr Sabattier. Mémoires de l'institut, tome V, page 38o.

mais il nous a été bien démontré, qu'après les résections, toute exfoliation est un mal, dont le moindre inconvénient est d'augmenter la suppuration et de retarder le rétablissement. Pour ne rien laisser à désirer, il ne suffit pas que le foyer de la maladie soit détruit avec ses principaux effets, il faut aussi que le chirurgien éloigne, autant qu'il dépend de son art, tout ce qui pourrait troubler le raffermissement des chairs et la cicatrisation des lambeaux.

L'ouvrage que je publie renferme les observations que j'ai fait connaître en 1803 et que j'ai soigneusement rectifiées, j'y ai joint toutes celles que j'ai pu recueillir depuis. J'espère qu'elles paraîtront positives et déjà assez multipliées pour autoriser une description particulière des procédés qui nous ont réussi : en cherchant à écarter toute obscurité, mon principal but a été de faciliter des recherches ultérieures.

D'abord, je me suis occupé uniquement des articulations ginglymoïdes ; mais en réfléchissant davantage sur l'objet que je me propose, il m'a paru que je ne pouvais rien distraire des différentes parties de notre système sans rompre l'enchaînement des principes dont il se compose, et je me suis décidé à rapporter nos observations sur l'articulation scapulo-humérale, quoiqu'elles ne présentent pas, comme les autres, tout l'intérêt de la nouveauté.

Ayant à décrire une pratique encore peu connue, j'ai cru devoir conserver dans mes récits plusieurs répétitions et beaucoup de détails minutieux, que l'on regretterait, peut-être, d'y rencontrer, si on devait chercher ici autre chose que la vérité. Ces détails ont été recueillis avec soin, j'ai vu avec toute l'attention dont je suis capable, j'ai examiné, à plusieurs reprises, les sujets qui me les ont fournis : néanmoins, je suis loin d'assurer que rien ne m'a échappé, tant il me semble diffi-cile de bien observer.

Après avoir fait connaître ce que nos opé-rations ont de particulier, je n'ai pas négligé de m'élever à des considérations plus étendues, et chaque fois que l'occasion s'est présentée, je me suis efforcé de saisir les conditions communes à tous nos résultats. Persuadé que les faits isolés prouvent peu, et que, pour opérer la conviction, il faut démontrer leur concor-dance avec les lois qui régissent l'économie animale.

J'aurais désiré rassembler des matériaux plus nombreux ; souvent j'en ai senti le besoin: mais personne n'ignore qu'il ne nous est pas réservé d'influer sur la nature et la fréquence des faits nécessaires pour le complément de nos observations, et la crainte de reproduire des choses inexactes, le désir de ne rien avancer dont je ne sois bien assuré, m'ont empêché de faire usage des compilations ; ressource qui d'ailleurs eut été bien foible. Si je n'ai pas satisfait à tout ce que la science avait droit d'attendre, au moins je ne me suis permis aucune discussion étrangère à l'expérience, j'ai rapporté ce que j'ai vu, j'ai fait connaître mes revers aussi bien que mes succès. J'ose espérer, qu'en faveur des difficultés attachées au genre de recherches auxquelles je me suis livré, on daignera rendre justice à mes efforts, et que les praticiens verront dans le travail de mon père, la preuve de son amour pour son art, et dans mes essais, un monument que mon respect et ma reconnaissance élèvent à sa mémoire.

ESSAI

SUR L'EMPLOI

DE LA

RÉSECTION DES OS,

DANS LE TRAITEMENT

DE PLUSIEURS ARTICULATIONS

AFFECTÉES DE CARIE.

CHAPITRE PREMIER.

Articulation scapulo-humérale.

DEPUIS l'observation de *White*, la résection de la tête de l'humérus a été si heureusement pratiquée, qu'aujourd'hui, il semble impossible, de rien ajouter à ce qui a été fait sur cet objet. L'utilité de cette belle découverte est généralement reconnue ; des opérateurs célèbres y ont attaché leur nom ; mais l'opinion n'est pas également fixée sur le mérite et sur l'emploi des procédés qui, jusqu'àlors, ont été proposés, ou suivis : le notre renferme des particularités dont je vais rendre compte ; en même temps, je ferai connaître les circonstances qui ont décidé de nos principes et je donnerai l'exemple de leur application.

La résection de l'articulation scapulo-humérale est en général d'un exécution moins longue et moins laborieuse que celle dont les articulations ginglymoïdes peuvent être l'objet. Cependant, dans les anciennes caries, dans le spina-ventosa, cette opération a aussi ses difficultés qui résultent principalement de l'étendue des ravages de la maladie, du gonflement de la tête de l'os et du développement inégal des tubérosités dont cette extrémité est surmontée, difficultés, dont on ne pourra jamais se faire une juste idée par des essais sur le cadavre, et que bien des auteurs semblent avoir méconnues, quoiqu'ils aient donné des préceptes sur cette partie de la chirurgie.

Les faits qui ont servi à établir les avantages de la résection de la tête de l'humérus sont multipliés et si autentiques qu'il serait impossible de s'en écarter dans la pratique ; aussi M.rs *Boyer* et *Roux* (1) pensent-ils qu'il y a une grande différence entre cette opération et celles que nous avons exercées sur les articulations ginglymoïdes.

« C'est pour éviter l'amputation dans les cas de » cette nature, dit M.r le baron *Boyer* (2), que l'on

____

(1) De la résection ou du retranchement de portions d'os malades, etc., page 38.

(2) Traité des maladies chirurgicales, vol. 3, page 484.

» a proposé la résection des extrémités articulaires
» des os cariés. Cette opération a été pratiquée avec
» succès à l'articulation du genou, èt l'on a proposé
» d'en étendre l'application aux cas de carie du
» coude, du pied et de l'épaule. A notre avis, ce
» dernier cas est le seul où *ce projet* paraisse prati-
» cable, parce que la carie peut être bornée à la tête
» de l'humérus, que le cautère actuel peut être
» appliqué ensuite sur la surface articulaire de l'omo-
» plate, si elle participe à la maladie, et que la
» forme des parties osseuses permet de découvrir les
» surfaces articulaires *par une opération assez sim-*
» *ple*, quoique grave. Dans toute autre circonstance,
» l'irrégularité des pièces osseuses aux environs de
» l'articulation malade, nécessiterait une opération
» longue, laborieuse, difficile, et dont le succès se-
» rait rendu fort douteux par le grand délabrement
» qui en serait la suite ; et dans la supposition que
» le malade put échapper aux accidens primitifs,
» on n'obtiendrait jamais qu'un succès incomplet,
» à cause du raccourcissement et de la difformité
» d'un membre, dont la conservation serait aussi
» chèrement achetée.

Effectivement, la résection des articulations ginglymoïdes est une opération laborieuse, suivie du
raccourcissement du membre : mais est-on bien assuré
d'éviter ces inconvéniens, et en même temps, de
parvenir, avec une manœuvre simple, à luxer, à

retrancher sans délabrement, sans déformation du bras, la tête de l'humérus gonflée et cariée ? je ne le pense pas et je crois que, si on veut bien prendre la peine de lire et de comparer nos observations, on ne sentira point la différence admise par le célèbre praticien que je viens de citer.

Des coups de feu dans l'article, la nécrose de la tête de l'humérus, diverses altérations de la substance de cet os, peuvent nécessiter également l'opération qui est l'objet de ce chapitre. On ne peut prétendre à un procédé uniforme, quand on rencontre une diversité aussi importante, dans les maladies qui en déterminent l'emploi. En effet, l'homme de l'art qui, à l'aide d'une incision longitudinale, aura facilement extrait la tête de l'humérus fracturée, ou nécrosée, pourra-t-il, avec un moyen aussi simple, isoler et retrancher cette extrémité si elle est altérée et gonflée par le spina-ventosa, ou une ancienne carie ? non sans doute. De même, les parties molles, presque toujours engorgées, souvent ulcérées et quelquefois déchirées, influent sensiblement sur les déterminations du chirurgien. En observant cette variété des indications, en évitant de généraliser sur des faits isolés, il est facile de se rendre raison du succès obtenu par *White*, avec une incision longitudinale : on conçoit les motifs qui ont dirigé M.ʳ *Sabattier* dans l'invention de la méthode qu'il propose ; et on explique, pourquoi, ayant été forcés de circonscrire un large lambeau, nous n'avons pas imité celui de *La Faye*.

Cette différence dans les obligations de l'opérateur, dépend principalement de celle qui existe entre l'extraction de la tête de l'humérus et sa résection. Pour l'extraction de cette extrémité articulaire, il paraît qu'une incision longitudinale suffit. Sa résection exige d'autres moyens : ceux que nous avons employés ont été déterminés par les désordres les plus étendus ; ils appartiennent à ces fâcheuses circonstances où il faut abandonner tous les ménagemens fondés sur la douleur, pour élever l'art au-dessus des difficultés qu'on est assuré de rencontrer.

D'autres considérations sont encore nécessaires pour se déterminer dans le choix d'un procédé ; celles-ci appartiennent aux causes qui influent essentiellement sur les suites de l'opération, causes qu'il importe de connaître, pour en prévoir, pour en calculer l'action, et que souvent, il dépend de nous de ménager. Je m'expliquerai davantage sur cet objet, à mesure que j'exposerai les résultats de notre pratique ; peut-être, les remarques qu'il me suggérera et que je considère comme la chaîne qui lie toutes nos observations, montreront le chemin qu'il faut suivre pour ajouter à l'expérience.

En 1786, lorsque mon père fut consulté par la personne qui fait le sujet de ma première observation, il reconnut que la tête de l'humérus, l'apophyse acromion et l'angle externe de l'omoplate, éprouvaient les effets de la carie. Si pour découvrir la jointure malade, il avait imité le lambeau que *La Faye* a proposé pour l'amputation du bras dans l'article, et que beaucoup de chirurgiens ont adopté depuis pour la résection de la tête de l'humérus, il est certain qu'il aurait facilement exécuté la première partie de son opération ; mais il lui eut été impossible d'enlever complètement l'apophyse acromion et l'angle articulaire de l'omoplate, sans prolonger le lambeau au-dessus de l'épaule et sans couper les attaches supérieures du muscle deltoïde. Le lambeau alongé, aminci à sa base, n'aurait pu conserver la vie, et une des conditions les plus importantes de l'opération eut été manquée. Obligé de chercher une autre route, mon père imagina le procédé que je vais décrire.

Le malade maintenu et solidement assis sur une chaise, je fais élever le bras horizontalement, si cela est possible, par l'aide chargé de l'extrémité inférieure du membre. Je plonge mon scalpel perpendiculairement et jusqu'à l'os, contre le sommet du bec coracoïde, *à la hauteur du bord supérieur de cette éminence* ; je coupe directement la peau et le muscle deltoïde, dans une étendue de trois pouces, le long du bord externe de la coulisse bicipitale. Je fais de la même manière, du côté opposé, une incision parallèle, que je commence à l'extrémité postérieure du bord inférieur de l'apophyse acromion. Je réunis ces deux plaies, par une incision transversale qui passe au-dessous de l'éminence acromion. Je détache et j'abaisse le lambeau.

Avant d'aller plus loin, je procède à la ligature de l'artère circonflexe postérieure.

Ensuite, je fais baisser le bras contre le tronc, je coupe transversalement et d'une main ferme, le ligament orbiculaire et avec lui les tendons qui couvrent extérieurement la tête de l'humérus, j'engage la lame de l'instrument entre cette extrémité et la fosse glénoïdale, j'acheve de détruire ses connexions avec l'omoplate et ses adhérences avec les muscles. A mesure que je dégage la partie cariée, j'en détermine la saillie, en faisant porter le coude de bas en haut. Parvenu aux bornes de la maladie, je place une compresse longuette entre l'os et les chairs, je la confie à un aide qui s'en sert pour écarter les muscles ; alors, de la main gauche je saisis la tête de l'humérus, et de la droite, armée d'une grande scie, je coupe lentement la portion que je dois enlever.

Si le désordre est borné à la tête de l'os, l'opération est ainsi terminée : dans ce cas, je fixe chaque angle du lambeau par un point de suture, je conduis le malade au lit, je pose le membre obliquement sur un long coussin de balles d'avoine, l'avant-bras étant dans une demie flexion, je couvre les plaies de charpie que je maintiens par des compresses et le bandage de *Scultet.*

Quand la carie affecte cinq à six pouces de l'extrémité supérieure de l'humérus , le lambeau , tel que je viens de le circonscrire, ne suffit pas ; j'y supplée en donnant plus de longueur aux incisions longitudinales.

L'apophyse acromion, l'angle articulaire de l'omoplate , participent-ils à l'altération morbifique ? je continue la plaie antérieure sur l'extrémité humérale de la clavicule , je prolonge la postérieure vers l'épine de l'omoplate. Je détache , je relève ce nouveau lambeau , et après avoir oté avec le ciseau ou la gouge toutes les portions cariées, je l'abaisse et le fixe au grand.

La manière de procéder aux premières incisions, en formant le lambeau inférieur, me parait la circonstance la plus importante de cette opération, parce qu'elle influe, plus qu'aucune autre, sur les avantages attachés au rétablissement qui la suit : mais c'est dans la destruction de la jointure qu'on rencontre les principaux obstacles. Avant d'engager l'instrument entre les os , pour achever d'isoler la tête de l'humérus, il faut que les tendons du sous-scapulaire, de la longue portion du biceps, du sus-épineux, du sous-épineux et du petit rond, soient entièrement coupés, avec les ligamens qu'ils recouvrent; ce qui, pour le sous-scapulaire et le ligament accessoire , présente, par fois, de véritables difficultés , en raison du gonflement de la tête de l'humérus déformée, et alors très-saillante en devant, ou elle reste couverte par le coraco-brachial et la courte portion du biceps qu'il est indispensable de conserver. Cette partie du procédé dépend tellement du changement que la maladie a opéré dans la situation respective des parties dures et des parties molles, qu'il serait, je crois, impossible de prévoir et de décrire tous les ménagemens qu'elle peut exiger de la part de l'opérateur, dans les différens cas : seulement, j'observerai, pour ceux qui manquent d'usage, qu'ici, il faut éviter la précipitation.

Pour retrancher la tête de l'humérus, il importe peu que le lambeau ait sa base en haut ou en bas, et on peut, avec un égal avantage, adopter l'une ou l'autre manière, si on est assuré que l'opération se bornera là. Toutefois, la différence entre notre lambeau et celui de *La Faye* tient encore à d'autres conditions qu'il est facile de remarquer. » Je fais, » a dit cet habile chirurgien, avec un bistouri droit » et ordinaire à la distance de trois ou quatre tra-» vers de doigts de l'acromion, une incision trans-» versale qui divise le muscle deltoïde et pénètre » jusqu'à l'os. J'en fais deux autres longues de deux » à trois travers de doigts, l'une à la partie anté-» rieure, l'autre à la partie postérieure, de manière » qu'elles tombent perpendiculairement sur la pre-» mière et qu'elles forment avec elle une espèce de » lambeau, sous lequel, après l'avoir séparé, je » porte le bistouri pour couper les deux têtes

» du muscle biceps et la capsule de l'articula-
» tion, etc. (1). »

En général, avant d'avoir découvert les os, il serait impossible à l'opérateur de déterminer ce qu'il aura à emporter. La durée de la maladie est une donnée infidèle. Le gonflement des chairs n'offre pas une induction plus certaine. Le stilet ne peut faire juger que du point qu'il touche. La suppuration, la douleur, le défaut de mouvement, etc., n'en apprennent pas davantage. Puisque dans la plupart des cas, l'étendue de la carie ne peut être estimée, d'après l'examen extérieur, que d'une manière vague et incertaine, il est donc nécessaire, lorsque cette maladie détermine la résection de l'articulation scapulo-humérale, d'adopter un procédé qui puisse être développé, ou restreint, selon la variété des indications. Celui que je viens de décrire procure cet avantage, ainsi qu'il est facile de s'en convaincre, par les observations suivantes.

PREMIÈRE OBSERVATION.

Le 15 juin 1786, mon père fut mandé pour l'épouse de M.r Viry, maître de forges à Cousances, (village à trois lieues de Bar-le-Duc). Cette dame, alors âgée de 45 ans, était affectée d'une carie de l'articulation scapulo-humérale du côté gauche. La

---

(1) Mémoires de l'Académie de Chirurgie de Paris.

maladie durait depuis dix mois. L'appétit et le sommeil avaient disparu. Le bras , qu'on ne pouvait mouvoir sans causer de vives douleurs, était œdématié ainsi que la main. L'épaule très-gonflée présentait , sur sa face antérieure, un ulcère profond, alongé de haut en bas et résultant d'un abcès symptomatique, ouvert, depuis plusieurs jours, par M.ʳ *Balthazard*, chirurgien du lieu.

Le 8 juillet suivant , mon père fit à la partie postérieure de l'article, une incision qui commençait à quelques lignes de l'apophyse acromion et descendait à trois pouces au-dessous : elle était parallèle et éloignée de quatre pouces de celle qui avait été précédemment faite : il les réunit en haut, en coupant transversalement la peau et le muscle deltoïde ; ce qui produisit un lambeau large et épais qu'il renversa sur le bras, après l'avoir détaché de l'os.

De chaque extrémité de la plaie transversale, il en pratiqua une nouvelle ; l'antérieure était dirigée sur la clavicule, la postérieure vers l'épine de l'omoplate. Il releva ce second lambeau qui lui donna la plus grande facilité pour découvrir la carie dans tous ses développemens.

Ensuite, il luxa l'humérus qui fut scié au-dessous de la tête, il arrondit avec la gouge l'extrémité supérieure de la portion conservée ; puis il abaissa le bras contre le tronc, et retrancha la totalité de l'angle externe de l'omoplate avec une partie de l'acromion.

Après avoir enlevé tout ce qu'il put du tissu cellulaire abreuvé de matière lymphatique épaissie (1), il conduisit la malade au lit et plaça le membre opéré de manière qu'il formait un angle droit avec le tronc, l'avant-bras restant à demi-fléchi. Il rapprocha, il fixa les lambeaux par des points de suture, et couvrit les plaies de charpie qu'il maintint par des compresses et le bandage de *Scultet*.

Les premiers jours, il y eut douleur, fièvre, peu de sommeil. Le huitième, on permit des alimens solides. Le onzième, la malade fut levée un moment. Le quatorzième, on ne causait aucune douleur en remuant légèrement le bras, l'œdématie se dissipait, les plaies supérieures se réunissaient, l'antérieure et la postérieure du lambeau huméral fournissaient un pus abondant et louable. Dans le cours du traitement il parut nécessaire de purger quelquefois et d'administrer de petites doses de quinquina qui furent continuées pendant plusieurs jours.

Le vingt-unième jour, la suppuration était très-diminuée, et madame Viry commençait à mouvoir son bras.

Dans le mois d'octobre suivant, le rétablissement

---

(1) Depuis cette opération, l'expérience de mon père s'était perfectionnée et en même temps sa pratique avait changé. Dans les différentes résections qu'il eut à faire depuis 1786, il n'a tenu aucun compte des tissus lardacés et il ne lui est plus arrivé d'arrondir l'extrémité des os.

fut retardé par une tumeur phlegmoneuse, dont la cure fut facile et prompte.

La guérison achevée, il est resté une dépression à l'épaule, comme dans une luxation de cette partie. L'extrémité supérieure de l'humérus n'a pas changé sensiblement de volume, elle s'est fixée contre les côtes, en devant du bord externe de l'omoplate, où elle a contracté de nouveaux rapports et formé une fausse jointure. Le bras a perdu de sa longueur ; mesuré de l'apophyse acromion au sommet de l'olé-crâne, le raccourcissement est de deux pouces pendant le repos, il est de deux pouces six lignes lorsque le mouvement a lieu ; différence qui dépend du défaut d'opposition directe à l'action du levier.

Le deltoïde, la longue portion du biceps, ont été coupés, ainsi que les tendons qui s'attachaient à la grosse et à la petite tubérosité de l'humérus.

Le bras étant fixé contre le tronc, l'opérée dispose à son gré de l'articulation du coude et soutient l'avant-bras à la hauteur qui lui convient. Elle ne peut plus élever l'humérus ; mais elle a la liberté de le porter en avant, en arrière, et de l'éloigner de sa perpendiculaire d'environ sept pouces, dans chacun de ces mouvemens. Pendant le premier, elle perd la faculté de maintenir l'avant-bras dans une demie-flexion ; désavantage qui l'oblige à venir momentanément au secours de la main pour l'empêcher de descendre et qui dépend, je crois, de la contraction du grand pectoral dont le tendon , rapproché des côtes, comprime le biceps et empêche son action.

Ce résultat s'est parfaitement maintenu et tout récemment j'en ai vérifié les circonstances.

SECONDE OBSERVATION.

Le premier mai 1812, je fus consulté par Louis-Martin Dandeu, fils de Louis Dandeu, vigneron à Saint-Dizier, département de la Haute-Marne : ce jeune homme, âgé de 22 ans, d'une bonne constitution, portait à la face antérieure de l'épaule gauche, deux ulcérations fistuleuses qui fournissaient un pus abondant et blanc, et qui aboutissaient au côté externe de l'extrémité supérieure de l'humérus que le stilet touchait à nud. La peau et les muscles étaient fort engorgés autour de l'article qui se prêtait encore à quelques mouvemens, excepté celui d'élévation. Ici la carie avait succédé à un abcès qui, sans cause connue, s'était formé dans le canal midullaire un an avant ma visite.

Le trois mai, je mis à découvert la jointure au moyen d'un lambeau qui fut circonscrit selon la méthode de mon père. L'humérus seul était carié, je fus obligé d'en retrancher au-delà de cinq pouces. Le gonflement de la tête de l'os, la saillie surnaturelle de la grosse tubérosité et de la lèvre antérieure de la coulisse bicipitale, rendirent la manœuvre difficile et longue.

Le quatrième jour, après avoir passé une bonne nuit, le malade fut pansé pour la première fois : déjà la plaie transversale était réunie, et la suppuration s'établissait sur les longitudinales.

Le sixième jour, les plaies éprouvèrent une inflammation vive et brusque, qui fut suivie d'une forte hémorragie des vaisseaux capillaires. Un léger narcotique, l'application d'un topique émollient et l'usage des boissons émulsionées, me rendirent maître de cet accident.

Pendant plusieurs jours cette hémorragie fut suivie d'un écoulement abondant de sanie sanguinolente, ensuite vint un bon pus ; alors la cicatrice parut sur les bords et aux extrémités des plaies.

Dandeu fut levé le vingt-huitième jour : il avait recouvré le sommeil et pouvait soutenir son bras dans une écharpe.

La cure fut complète pour le premier juillet. Il s'est opéré un racourcissement d'un pouce. L'extrémité supérieure de l'humérus est restée écartée de l'omoplate et privée d'un point d'appui fixe.

Aujourd'hui, le sujet n'éprouve aucune diminution dans la force de son bras, lorsqu'il veut s'en servir pour lever des poids. Il peut aussi le porter en arrière et en avant ; ces mouvemens sont directs et forts : par le premier, qui appartient à la contraction du grand anconé, le déplacement peut être porté à dix pouces, le coude étant à demi-fléchi : le second ne laisse rien à désirer, il dépend du biceps et du coraco-brachial, et permet de conduire la main sur la nuque et le sommet de la tête.

TROISIÈME OBSERVATION.

Le 22 juillet 1812, Sébastien Vilain, âgé de 26 ans, d'une constitution saine, caporal du 65e régiment d'infanterie de ligne, servant en Espagne, fut blessé à l'extrémité supérieure de l'humérus droit, par une balle qui lui traversa l'épaule d'arrière en avant. Cet accident ayant été suivi de la carie, ce militaire fut renvoyé dans son pays natal (1), et entra à l'hospice de Bar-le-Duc en décembre de la même année. Alors, l'articulation scapulo-humérale ne se prêtait à aucun mouvement, la peau et les muscles qui l'entourent étaient engorgés, et quatre ulcères fistuleux rendaient une sanie ichoreuse et abondante.

Je pratiquai l'opération le 22 décembre. Un des ulcères avait tellement altéré la peau et le muscle deltoïde dans son angle inférieur, que je me déterminai à circonscrire le lambeau de manière à le relever. La fosse glénoïde ne participait point à l'altération morbifique. L'extrémité supérieure de l'humérus, gonflée et creusée d'un large sinus

____

(1) A Chardogne, village de l'arrondissement de Bar.

résultant du trajet de la balle, était cariée dans une étendue de quatre pouces.

Les premiers jours, l'opéré n'éprouva ni fièvre, ni insomnie, ni douleurs. Le trente-quatrième, on le leva pour la première fois. Dès le septième, la suppuration était louable. Le rétablissement ne fut complet que le 28 avril 1813, c'est-à-dire trois mois et seize jours après la résection.

Cette maladie a été régulière, aucune sortie d'esquilles, aucun accident n'en ont entravé le cours, cependant le résultat a été tardif; il a fallu cent sept jours pour obtenir la guérison, tandis que le sujet de la seconde observation en a joui le cinquante – huitième. Il serait sans doute utile de connaître les causes d'une différence aussi remarquable ; mais elles appartiennent à des mouvemens spontanés que, le plus souvent, nous ne pouvons expliquer.

Maintenant, tous les mouvemens du bras sur le tronc dépendent du grand anconé, de la courte portion du biceps, du coraco – brachial et d'un trousseau des fibres inférieures du grand pectoral. L'extrémité supérieure de la portion restante de l'humérus est isolée et éloignée de l'omoplate. Le membre n'a rien perdu de sa longueur lorsqu'il est en repos, il éprouve un raccourcissement d'un pouce quand il passe dans une situation contraire.

Quand le bras est approché du tronc, le sujet

dispose librement de l'articulation huméro-cubitale, il peut aussi, dans cette position du membre et lorsque le coude est à demi-fléchi, porter l'humérus en avant et en arrière; mais, ici, ces deux mouvemens ne sont qu'une sorte de balancement, dont le résultat, pour chaque direction, est un déplacement de trois pouces, pendant lequel, l'extrémité supérieure du levier est entraînée en avant, d'une manière très-défavorable, par les contractions du grand pectoral. Néanmoins, cet homme a trouvé assez d'avantages dans la conservation de la main et dans la liberté de l'articulation du coude, pour reprendre le métier de vigneron qui avait fait l'occupation de sa jeunesse.

Dans cette opération, en m'arrêtant où finissait la carie, j'ai laissé subsiter une partie du tendon du grand pectoral, et son action, devenue irrégulière par la perte des antagonistes, boulverse le système locomoteur auquel le bras est soumis désormais : en cela je me suis trompé. Malheureusement, pour perfectionner nos procédés, il faut des comparaisons et bien des tâtonnemens.

QUATRIÈME OBSERVATION (1).

Madame veuve Moulin domiciliée à Ancerville,

----

(1) En 1803, je ne pus qu'indiquer cette observation qui appartient au spina-ventosa. Les détails que je publie ont été recueillis depuis.

arrondissement de Bar-le-Duc, avait, à l'âge de 43 ans, un gonflement considérable et douloureux à l'extrémité supérieure de l'humérus droit, pour lequel mon père pratiqua la résection en 1794. Quelques mois avant, le même os s'était fracturé sans efforts, à l'occasion des mouvemens du bras.

Les détails de cette opération et l'histoire de la maladie qui y a donné lieu n'ont pas été recueillis; mais, je tiens de la famille qu'il a fallu environ quatre mois pour obtenir l'entière cicatrisation des plaies ; que madame Moulin, quoique guérie en apparence a continué à ressentir des douleurs dans le membre opéré qui est resté sujet à des engorgemens œdémateux ; que six ans à peine écoulés, il est survenu des abcès et des fistules, avec altération de la portion restante de l'humérus ; enfin, qu'à la suite d'accidens variés et de beaucoup de souffrances, cette dame a succombé dix ans après la tentative que mon père avait faite.

J'ai sous les yeux la portion retranchée, sa longueur totale est de cinq pouces et demi, elle est composée de deux pièces ; la principale formait la tête de l'os, celle-ci est singulièrement déformée, son diamètre est de trois pouces six lignes ; elle ne conserve de la substance osseuse qu'une lame compacte, mince, manquant au sommet, lisse à sa face externe, inégale et mamelonnée en dedans, où elle laisse une grande cavité qui, dans l'état frais, était remplie par une substance peu consistante , d'une apparence cartilagineuse , que la macération a fait disparaître. Le fragment qui appartenait au corps de l'humérus est également formé d'une couche mince de substance compacte ; il a beaucoup perdu de sa grosseur quoiqu'il ait conservé sa forme cylindrique, son réseau réticulaire a disparu entièrement, et il est facile de juger que la fracture qui l'a séparé de la tête a été l'effet de l'affaiblissement du levier qui n'a pu continuer à résister aux efforts des muscles.

Dans cette circonstance, l'extrémité supérieure de l'humérus paraissant le siége de l'altération morbifique, en même temps qu'elle était celui de la douleur, il semble qu'on devait espérer le succès de l'opération ; cependant le sujet n'a obtenu qu'une guérison apparente et peu durable. Si, dans l'observation des maladies, on pouvait se déterminer sur un seul fait, il résulterait de celui-ci, que la résection est inutile dans ces dégénérations spontanées de la substance des extrémités articulaires des os. Toutefois, s'il n'est pas sage d'admettre une conséquence aussi étendue, cette observation pourra concourir à mettre des bornes à la pratique que je décris, et cette considération n'est pas la moins importante.

Après avoir retranché la tête de l'humérus , à l'aide d'une incision longitudinale qui de l'apophyse

acromion divisait les fibres du muscle deltoïde jusqu'à leur insertion au milieu du bras, *White* a obtenu, avec un raccourcissement d'un pouce, le rétablissement de l'articulation et le retour de ses mouvemens.
L'observation communiquée par *Orred* présente le
même procédé et la même terminaison.

M.ʳ le baron *Percy* qui a fait nombre de fois la
résection de la tête de l'humérus, a constaté, qu'à la
suite de cette opération, le mouvement d'élévation
du bras sur l'épaule est constamment perdu, que la
tête de l'os ne se régénère pas, que l'articulation ne
se renouvelle presque jamais et que, le plus souvent,
le bras reste suspendu sans être sensiblement racour-
ci (1).

A la suite des opérations dont je viens de présenter
le tableau, l'extrémité supérieure de la portion restante de l'humérus n'a éprouvé aucun changement
apparent dans sa forme et dans ses dimensions ; une
fois, elle a été entraînée contre les côtes où elle a
formé une fausse articulation, deux fois, elle est restée isolée entre les muscles. Le mouvement d'élévation a été perdu sans retour ; mais les sujets ont
conservé la faculté de lever avec la main, le
membre étant étendu, des poids fort considérables,
et ont recouvré celle de porter leur bras en avant,
en arrière, quand l'avant-bras est à demi-fléchi. Enfin,

---

(1) Éloge historique de **M.** *Sabattier* , page 83.

pendant le repos de l'humérus , l'articulation du coude, approchée du tronc , n'a rien perdu de sa force et de sa liberté.

De ces faits il résulte que la résection de l'articulation scapulo-humérale peut se terminer de plusieurs manières bien différentes. 1.° L'extrémité supérieure de la portion restante de l'humérus peut être ramenée vers la cavité glénoïde. 2.° Elle peut être entraînée contre les côtes, en avant du bord externe de l'omoplate. 3.° Elle peut rester éloignée du tronc et isolée dans les chairs. Dans le premier cas, une nouvelle articulation, parfaitement libre, remplace celle qui a été détruite. Dans le second, il se forme aussi une fausse jointure ; mais sans en obtenir aucun avantage important. Enfin , dans le troisième , le levier reste sans point d'appui, ce qui ne nuit pas à la rectitude et à l'étendue des mouvemens conservés.

En observant avec attention la disposition générale des muscles qui agissent directement sur l'extrémité supérieure de l'humérus , on remarque , dans leur arrangement, une différence qui prouve suffisamment celle qui existe dans leurs fonctions. Le coraco-brachial, le grand pectoral, le deltoïde, le grand dorsal et le grand rond, ont leur insertion, à l'humérus, sur différens points éloignés du centre du mouvement. Au contraire , le sous-scapulaire , le sus-épineux, le sous-épineux et le petit rond, s'y attachent tout

proche du point d'appui. Donc, le principal usage
des premiers est d'imprimer au bras les mouvemens
libres et étendus que nous lui connaissons ; tandis
que les seconds sont essentiellement destinés à rapprocher, à fixer la tête de l'humérus, et à suppléer
à la disproportion qui existe entre elle et la cavité
correspondante. Pour faciliter l'exposition de mes
idées sur cet objet, je supposerai, pour un moment,
que ces muscles forment deux couches, que je nom-
merai couche superficielle, couche profonde.

En faisant sortir, entre les fibres du muscle deltoïde, la tête de l'humérus nécrosée, *White* a conservé à la couche superficielle toute l'intégrité de ses
fonctions. Alors, l'extrémité supérieure du levier,
entrainée par la puissance simultanée du grand pectoral, du deltoïde, du grand dorsal, etc., a repris,
nécessairement, un nouveau point d'appui ; et l'action de ces muscles, rapprochée du centre du mouvement, a contribué à affermir la nouvelle articulation, en même temps qu'elle lui a rendu, à peu près,
la mobilité primitive.

Placés dans des circonstances plus difficiles, obligés
de faire face à des ravages très-étendus, non seulement nous avons détruit la couche profonde ; mais la
couche superficielle s'est trouvée essentiellement in-
téressée dans nos manœuvres, elle l'a été plus ou
moins, parce que nous nous sommes arrêtés où finissait la carie ; delà, la différence qui existe entre
nos résultats.

Après la perte du muscle deltoïde, l'équilibre cesse entre les forces motrices ; dès lors l'humérus mutilé ne peut ni remonter, ni se rapprocher de la cavité glénoïde, et désormais, le sujet ne peut recouvrer la faculté de mouvoir son bras que pour le porter en avant, ou en arrière : ainsi, dans ce cas, le principal objet de l'homme de l'art doit être d'assurer la conservation de ces deux mouvemens, soit en coupant tout ce qui pourrait en troubler l'exercice après le rétablissement, soit en ménageant les conditions nécessaires à leur développement. Notre seconde observation prouve que ces conditions seront remplies aussi complètement qu'il est possible de le faire en pareilles circonstances, si, d'un côté, on conserve le grand anconé, et de l'autre, le biceps et le coraco-brachial. Il résulte également de notre pratique, que la rencontre des côtes avec l'extrémité supérieure du levier, bien qu'elle procure un nouveau point d'appui et qu'elle donne lieu à une fausse jointure, n'est pas désirable, parce que, dans cette position, le tendon du grand pectoral, rapproché du tronc, presse sur le biceps et le coraco-brachial dont il empêche les contractions. Or, lorsque le sacrifice du muscle deltoïde est nécessaire, celui du grand pectoral, du grand dorsal et du grand rond, l'est également.

Assurément, le malade opéré par *White* a été beaucoup plus heureux que les nôtres, et il n'est pas douteux qu'on doive chercher à imiter ce grand chirurgien ; toutes les fois que les indications le permettront : mais, la possibilité d'appliquer son procédé suppose que la dislocation est rendue facile par une disposition préalable, que le désordre est borné à l'extrémité articulaire, que les parties molles n'ont pas beaucoup augmenté d'épaisseur. Ce qui en restreint l'emploi à la nécrose de la tête de l'humérus, ou bien, à quelques cas de fractures comminutives.

D'après notre expérience, le lambeau proposé par M. *Sabattier* serait insuffisant pour la résection de la tête de l'humérus altérée par la carie, ou gonflée par le spina-ventosa, et pour des cas plus simples, je ne crois pas qu'il soit préférable à l'incision longitudinale, pratiquée par *White*, parce qu'il entraîne la perte du plan antérieur du muscle deltoïde.

Le succès du chirurgien de Manchester doit faire désirer d'approcher du même but dans des circonstances plus fréquentes et plus graves, telles seraient, par exemple, les coups de feu dans l'article. Pour y parvenir, il s'agirait principalement d'applanir les difficultés attachées au déboîtement de la tête de l'humérus, sans, toutefois, altérer l'ensemble des muscles qui composent la couche superficielle. D'après nos observations sur les articulations ginglymoïdes, je crois que le meilleur moyen, pour surmonter ces obstacles, serait de scier l'os avant de s'occuper de la destruction de la jointure. On pourrait, à l'aide de deux incisions longitudinales pareilles à celles que j'ai décrites dans l'exposé sommaire de notre procédé, et avec cette seule différence que la postérieure serait prolongée d'un pouce en haut, on pourrait, dis-je, après avoir lié l'artère circonflexe postérieure, dégager le corps de l'humérus immédiatement au dessous de la tête, de manière à interposer un rétracteur d'ivoire, en forme de spatule, entre son côté interne et les chairs, pour pouvoir, ensuite, le couper de dehors en dedans, avec une petite scie dont la lame étroite et longue devrait être conduite avec beaucoup de ménagement. Puis, faisant faire la bascule d'avant en arrière à la pièce retranchée, il ne serait pas fort difficile de la détacher des ligamens et des tendons qui la fixent à l'omoplate.

Dans le chapitre quatrième, on verra ce qu'il faut attendre de l'action combinée et proportionnelle des extenseurs et des fléchisseurs pour le rapprochement des os et la consolidation des nouveaux rapports qui doivent résulter de leur contact, après la résection : néanmoins, dans un sujet de cette importance, l'analogie, les réflexions ne suffiraient peut-être point pour justifier entièrement l'opinion que je viens d'exposer, si je ne pouvais citer à l'appui le succès d'un premier pas vers l'expérience.

Cinquième Observation.

Pendant la bataille de Fleurus, le 16 juin 1815, Jacques Gautier, âgé de 24 ans, soldat au 30.e régiment d'infanterie de ligne, fils d'un manœuvre de la ville de Doué, département de Maine-et-Loire, fut blessé par une balle qui lui traversa l'épaule gauche obliquement et sortit près de l'angle inférieur de l'omoplate, du côté opposé. Le corps étranger entra par le bord externe de la coulisse bicipitale, à dix-huit lignes du sommet de la grosse tubérosité, il fit une forte excavation dans la substance spongieuse de l'extrémité supérieure de l'humérus, puis, ayant brisé et détruit tout le tiers interne de la tête de cet os, il s'échappa en arrière en suivant sa direction. Le premier appareil fut appliqué le lendemain à l'hôpital militaire de Philippeville, où, après avoir dilaté et reconnu la blessure, on proposa l'amputation : mais, sur son refus positif, le malade fut évacué le 18 et arriva très-fatigué, le 25, à l'hospice de Bar; là il trouva le repos et fut soumis à un traitement simple, pendant lequel la plaie du dos se cicatrisa ; celle de l'épaule resta fistuleuse.

Dabord le sujet souffrit peu, mais il ne tarda pas à éprouver, derrière l'épaule et principalement au-dessous de l'aisselle, des élancemens vifs qui se changèrent en une douleur insupportable que rien ne pût apaiser. Au bout de quatre mois le sommeil était perdu , l'ulcère continuait à fournir une excessive quantité de pus blanc , la sonde engagée dans le sinus pénétrait du côté opposé, en passant par l'articulation. Dans cet état, le retranchement de l'extrémité supérieure de l'humérus me parut indispensable. Je pratiquai cette opération le 23 octobre, d'après le procédé que je viens de décrire et en présence de mon collègue, M.^r le docteur *Rignier*, qui voulut bien me seconder. La pièce enlevée est longue de deux pouces quatre lignes.

Le bras fut ensuite placé sur un coussin de balles d'avoine, la main en pronation, le coude à demi-fléchi, plus élevé que l'épaule et écarté du tronc d'environ quatre pouces.

Le 27 octobre, la cessation de la fièvre et la bonne qualité de la suppuration , permirent de revenir à l'usage de quelques alimens solides.

Le 8 novembre, l'humérus avait rencontré un nouveau point d'appui, le raccourcissement était proportionné à la longueur de la portion retranchée.

La cicatrisation fut terminée le 20 décembre, c'est-à-dire, deux mois après la résection.

Aujourd'hui, 1.er janvier 1816, les conséquences du procédé que j'ai adopté sont faciles à apprécier. L'humérus qui me paraît s'être arrêté sur un des points les plus élevés de la voûte formée par l'apophyse acromion, le ligament triangulaire et le bec coracoïde, obéit aux contractions du grand pectoral, du grand

dorsal et du grand rond, avec une facilité qui appro-
che tellement de l'état naturel, que l'opéré peut déjà
porter sa main librement autour de son col et aussi
sur son dos. L'élévation du bras sur l'épaule se réduit
à un déplacement de trois à quatre pouces : sous ce
rapport, je crois, qu'avec le temps, on pourra obtenir quelqu'amélioration, si le levier, encore un peu
mobile à son extrémité supérieure, parvient à rester
fixe sur son nouveau point d'appui ; mais, pour le
moment, ce mouvement est si foible qu'il peut être
considéré comme nul. Néanmoins, l'action du deltoïde était nécessaire par l'influence qu'elle exerce
sur tous les muscles qui entrent dans le même système : elle n'a pas suffi pour l'élévation de l'humérus, parce que cet os, en remontant, ne s'est point
arrêté dans la cavité glénoïde ; résultat qu'il était
impossible d'obtenir après la perte du sous-scapulaire,
du sus-épineux, du sous-épineux et du petit rond.
Si *White* y est parvenu, c'est qu'ayant retranché
une portion nécrosée, la nature a concouru au succès par des moyens dont la recherche n'appartient
pas à mon sujet. Il se pourrait que j'eusse obtenu
une terminaison plus satisfaisante, si le désordre
avait été borné à la tête de l'humérus, parce que les
muscles, moins rapprochés du centre du mouvement,
auraient conservé plus de force. Quoiqu'il en soit,
cette manière d'opérer m'a procuré des avantages
importans ; le bras a conservé sa conformation natu-

turelle, il a repris sa force primitive, et, ce qui est beaucoup plus essentiel, les mouvemens qui lui restent sont indépendans de ceux de l'articulation du coude.

* * *

CHAPITRE II.

Articulation huméro-cubitale.

En ne perdant pas de vue les faits qui lui ont dévoilé les premières vérités, mon père est heureusement parvenu à appliquer les fruits de son expérience à l'articulation huméro-cubitale. Circonscrire de larges lambeaux; découvrir les os cariés, de manière à juger sainement de leur altération, et diminuer, autant que possible, les difficultés de leur dislocation et de leur retranchement; ménager les muscles fléchisseurs dont l'intégrité procure les principaux avantages attachés aux résultats de l'opération; se réserver la faculté de restreindre et de développer ses moyens selon les progrès de la maladie: tels ont été ses dessins, dans l'invention du procédé que je vais faire connaître.

Park s'est arrêté après avoir imaginé et mis en pratique l'excision de l'articulation du genou. Son observation étrangère aux idées reçues est restée isolée dans les fastes de l'art. Plus ce premier pas a été

grand, plus on doit regretter que ce chirurgien célèbre, croyant à la possibilité de la résection du coude,
ait été contraint de se borner à des essais sur le cadavre. Voici comment il s'exprime à ce sujet.

« On fit une simple incision longitudinale depuis
» environ deux pouces au-dessus jusqu'environ la
» même distance au-dessous de la pointe de l'olé-
» crâne ; on écarta les lèvres de la plaie ; on tâcha
» de diviser les ligamens latéraux et de luxer la
» jointure ; mais la chose paraissant difficile, on scia
» l'olécrâne ; par ce moyen on découvrit assez la
» jointure pour la luxer aisément, sans être obligé
» de faire une incision transversale ; on fit sortir
» l'extrémité inférieure de l'humérus qu'on scia,
» ainsi que l'extrémité supérieure du cubitus et du
» radius ; cette opération parut fort aisée ; mais on
» ne considéra point que l'articulation était saine et
» le sujet très-maigre, et que, par conséquent, les
» ligamens étaient fort lâches. Dans une jointure ma-
» lade, j'imagine que le cas doit être différent, et
» qu'il serait nécessaire de faire une incision cruciale,
» et de diviser l'humérus au-dessus des condyles,
» comme nous avons fait en décrivant l'excision de
» l'extrémité inférieure du fémur (1).

Il est, je crois, bien rare de découvrir complètement la vérité, quand, après des essais sur le cada-

____

(1) Nouvelle méthode de traiter les maladies qui attaquent
l'articulation du coude et du genou, page 17.

vre, on veut, guidé par l'analogie , déterminer ce qu'il serait possible de tenter sur le vivant. *Park* a eu bien raison de juger que la résection des os cariés et gonflés d'une jointure dont les parties molles sont engorgées , endurcies et ulcérées, devait différer, sous plusieurs rapports , de l'opération qu'il avait terminée avec tant de facilité. Sur une articulation saine, on peut, à l'aide d'une incision longitudinale, couper l'olécrâne et luxer l'extrémité inférieure de l'humérus, avant de la scier : mais dans l'état pathologique, cette dangereuse manœuvre est le plus souvent impraticable : elle doit être rejettée.

Si dans ses recheches sur la résection de l'articulation du coude , *Park* n'a pas suivi la véritable route, il s'en est bien moins écarté que *Manne* et *Vermandois.* » J'avais aussi porté mes réflexions » sur les vices de l'articulation du coude et du genou, » dit ce dernier; elles m'avaient conduit à croire » que dans la carie de l'articulation du genou, par » exemple, si le vice était borné au tibia ou au fémur, » on pourrait emporter l'extrémité de l'os carié, et » que dans les cas où les deux os seraient intéressés, » on pourrait emporter l'extrémité de celui qui le » serait le plus, afin d'avoir la facilité de traiter , » par des moyens convenables, celui qui le serait » le moins (1) » Certes on ne pouvait s'égarer davantage.

____

(1) Journal de médecine, janvier 1786 , page 77.

Mon père est le premier qui ait appliqué la résection à l'articulation huméro-cubitale, son procédé lui appartient entièrement : telle est la manière de l'exécuter.

Vis-à-vis une croisée très-éclairée, disposez une table longue, étroite et haute de quatre pieds, couvrez-la d'un matelas, faites y coucher le sujet sur son ventre; de manière que le bras malade, écarté du tronc à angle droit, se trouve exposé au grand jour sur un des bords, et présente à l'opérateur la face postérieure de l'articulation du coude à demi-fléchie. Confiez à un aide l'extrémité supérieure du membre, et à un autre l'inférieure. Quoique cette situation exige un appareil désagréable, il faut la préférer lorsque l'opération doit être longue, parce qu'elle met le chirurgien à son aise et donne la facilité de maîtriser les mouvemens du patient que la douleur agite. Dans tout autre cas la chaise peut suffire, mais jamais on n'en sera bien satisfait.

Pour modérer l'effusion du sang qui compromettrait la vie du malade, et empêcherait de bien juger de l'état des os, appliquez le garot sur le tiers supérieur du membre, environ vers l'angle inférieur du deltoïde ; chargez un des assistans de le serrer modérément. Alors, avec un scapel à dos, faites une incision longue de trois pouces, de chaque côté de l'extrémité inférieure du bras, sur la crête des condyles ; réunissez ces deux plaies en coupant transversalement la peau et le tendon du triceps brachial, au-dessus de l'apophyse olécrâne : par ce moyen, vous obtiendrez un lambeau quadrilatère qu'il faudra confier à un aide, après l'avoir détaché de l'os en le disséquant de bas en haut.

Vous faciliterez beaucoup les manœuvres qui ont pour objet l'ablation de l'extrémité inférieure de l'humérus, si vous pratiquez les incisions longitudinales de manière à procurer au premier lambeau le plus de largeur possible. Pour satisfaire à cette règle qui ne doit pas être négligée, ayez soin de plonger perpendiculairement la pointe de l'instrument sur la crête des condyles.

Ensuite, détachez en dedans et en dehors, à une hauteur déterminée par les progrès de la carie, les fibres du brachial interne qui s'implantent inférieurement sur les plans obliques des deux faces antérieures de l'humérus. Insinuez entre l'os et les chairs, un rétracteur d'ivoire, en forme de spatule. De la main gauche, fixez le coude, et de la droite, armée d'une grande scie, coupez lentement la portion que vous voulez enlever. Puis, baissez l'avant-bras, soulevez l'extrémité supérieure de la pièce retranchée, conduisez votre instrument sur sa face antérieure, détruisez ses adhérences, et à mesure que vous la dégagerez, faites lui faire la bascule, en la tirant sans efforts de votre côté.

Si le cubitus et le radius sont profondément cariés

dans leur articulation avec l'humérus, il faut un second lambeau : dans ce cas, faites élever l'avant-bras, pratiquez une incision longue d'un pouce et demi, sur le bord externe de l'extrémité supérieure du radius ; faites en autant sur le bord postérieur du cubitus. Détachez et abaissez le lambeau compris entre ces deux plaies parallèles. Privez la tête du radius de ses adhérences, passez entre elle et les chairs une bandelette de toile qui servira de rétracteur, puis, avec une petite scie, coupez ce qui est malade, et faites en sorte de conserver l'insertion du biceps. Isolez également l'extrémité supérieure du cubitus, faites-la saillir en soulevant l'avant-bras, sciez la portion cariée et observez de ménager, si cela est possible, l'attache du brachial antérieur, en totalité ou en partie.

Pour terminer cette opération qui exige du sang froid et beaucoup d'attention, lavez la plaie ; assurez vous bien de l'état des extrémités osseuses, si elles présentent encore de la carie, ayez la patience d'enlever avec la gouge ou la scie, tout ce qui est sensiblement vicié ; liez les artères qui fournissent encore, otez le garrot, replacez les lambeaux et pratiquez la suture.

La suture, dans cette circonstance, n'a d'autre objet que de maintenir dans un rapport favorable les parties qui, par la suite, doivent s'unir : il serait déplacé d'en multiplier beaucoup les points, cinq suffisent pour les cas les plus graves ; il en faut un entre les deux lambeaux pour les fixer, et un autre à chacun de leurs angles pour les approcher des chairs de la face antérieure du bras.

Il faut coucher l'opéré sur son dos, poser le membre à demi-fléchi sur un long coussin de balles d'avoine, couvrir les plaies de charpie que l'on maintient par des compresses et le bandage de *Scultet*, enfin, soutenir les couvertures par un cerceau.

Dans la chambre qui doit réunir toutes les conditions de la salubrité, on disposera deux couchettes à portée l'une de l'autre, afin de faciliter les changemens de lits qui, dans les premiers temps, ne peuvent se faire qu'en portant le malade.

On est généralement obligé de renouveler le coussin, le bandage et les compresses, le second ou le troisième jour après l'opération, parce que mouillés par le sang, ils exhalent une odeur nuisible et insupportable. L'appareil ne se renouvelle entièrement que le quatrième jour ; mais depuis ce moment, le pansement se fait chaque matin, (rarement l'abondance de la suppuration oblige à le réitérer le soir), il consiste à changer la charpie, les compresses, et de temps en temps, le bandage et le coussin. L'aide chargé de soulever le membre, glisse une main de dehors en dedans, au-dessous du bras, vers l'extrémité inférieure du corps de l'humérus ; il engage l'autre de dedans en dehors, au-dessous de l'avant-bras qu'il supporte légèrement dans toute sa longueur.

On coupe et on enlève le fil des sutures le septième ou le huitième jour.

Nos opérés n'ont jamais éprouvé d'autres accidens que ceux qui suivent immédiatement les grandes plaies. Il nous a suffi, dans les premiers momens, de surveiller le régime et de prescrire une boisson rafraîchissante. Lorsque la suppuration a été bien établie, nous nous sommes bornés à fixer le choix des alimens.

Les plaies se cicatrisent avec une promptitude et une régularité qui ne laissent rien à désirer, la transversale se ferme la première, la longitudinale interne est la plus tardive. Souvent, il reste sur la fin, une ou deux ulcérations qui aboutissent à des sinus ; les bords en sont blanchâtres, et il en découle une sérosité limpide qui colore à peine la charpie. Ces espèces de fistules sont ordinairement situées entre les angles des lambeaux, d'où elles pénètrent jusqu'à l'intérieur du membre ; il n'en sort pas d'esquilles, elles dépendent, je crois, du travail réparateur qui s'opère lentement entre les parties qui ont subi les effets immédiats de l'opération ; la nature les termine, sans que l'art ait besoin d'y contribuer.

* Lorsque le sujet est fortifié et qu'il peut marcher, on le lève et on place son bras dans une écharpe ; ou, ce qui me paraît mieux, dans une gouttière en

cuir bouilli, semblable à celle que *Bell* propose pour la fracture de la clavicule. Ce repos du membre est nécessaire ; car le retour des mouvemens ne suit pas les progrès de la cicatrice. Les fruits de l'opération ne s'obtiennent que lentement et par degrés, ils sont d'autant plus tardifs que les extrémités emportées sont considérables.

Tel est notre procédé pour les caries très-étendues de l'articulation du coude : cette maladie, heureusement, ne fait pas toujours d'aussi grands ravages, et notre manière d'opérer varie. Se borne-t-elle à un des condyles, ou à la portion voisine de la surface articulaire de l'humérus ? il suffit d'un lambeau triangulaire : nous le commençons par une plaie longitudinale sur la crête du condyle, nous le terminons en coupant transversalement la peau, et quand il est nécessaire, la moitié du tendon du triceps brachial, au-dessus de l'olécrâne. L'extrémité inférieure de l'humérus est-elle altérée seule? nous n'avons besoin que du lambeau supérieur. Le cubitus et le radius participent-ils à la maladie superficiellement? nous profitons de l'ouverture produite par la soustraction de l'extrémité articulaire de l'humérus, pour enlever avec la gouge ou le ciseau tout ce qui est vicié, et nous évitons de nouvelles incisions. Ainsi, dans cette opération, comme dans celle qui est l'objet de notre premier chapitre, nous avons la facilité de borner ou d'étendre nos ressources,

selon les progrès de la carie, sans qu'il y ait rien
à changer au plan que je viens de tracer.

Sixième Observation.

Jacques Colignon, aujourd'hui receveur des contributions indirectes à Void , arrondissement de
Commercy, département de la Meuse, éprouva, dans
sa dix-neuvième année, un engorgement de la glande
maxillaire gauche qui entra en suppuration d'une
manière lente : aussitôt la cicatrisation de l'ulcère, le
coude, du même côté, devint œdémateux.

Après avoir usé de toutes sortes de cataplasmes
émolliens, pendant environ six semaines, il survint
un abcès sur le condyle interne de l'humérus, il s'en
forma d'autres ensuite : enfin, sept à huit mois d'un
traitement infructueux ayant déterminé cet homme à
se transporter à Bar, je trouvai l'articulation cariée
et abreuvée d'une sérosité roussâtre qui s'écoulait en
abondance par trois ulcères fistuleux , dont deux
situés du côté interne, et un du côté externe. Les
chairs étaient gonflées et œdématiées, la peau livide,
et les extrémités osseuses faisaient entendre une forte
crépitation, lorsqu'on leur imprimait quelques mouvemens. Du reste, la constitution du sujet semblait
saine.

Je pratiquai la résection le 26 juin 1797, sans autre préparation de la part du malade, que la précaution de ne pas souper la veille.

Un grand désordre signalait les progrès de la maladie. Des fongosités, qui avaient succédé à l'érosion
et à la destruction des cartilages, remplissaient la
jointure, et les os, abreuvés de sanie, étaient ver-
moulus et profondément cariés. Il fallut former deux
lambeaux et retrancher toutes les extrémités articulaires. La portion enlevée à l'humérus avait trois
pouces de longueur, celle du radius dix lignes, et
celle du cubitus, mesurée du sommet de l'olécrâne,
portait un pouce neuf lignes : mais le muscle biceps
demeura dans son intégrité, le long supinateur ne fut
point privé de son attache supérieure, et le brachial
interne ne perdit pas entièrement son insertion à
l'apophyse coronoïde.

Le premier jour, calme; le soir, élévation du pouls;
potion anodine, décoction d'orge coupé avec le lait.
La nuit, insomnie sans douleurs.

Le second jour ; fièvre sensible, peau bonne,
changement du premier appareil qui était pénétré
d'une sérosité sanguinolente, plaies légèrement enflammées. Nuit du 2 au 3, tranquille, un peu de
sommeil.

Le troisième jour ; mouvement fébrile. Cinq heures
de sommeil dans la nuit du 3 au 4.

Nuit du 4 au 5 : hémorragie légère, augmentation
de l'inflammation.

Le cinquième jour; sérosité abondante et fétide,
chairs rouges. Le sixième; suppuration blanchâtre.

Le septième; diminution de l'inflammation, suppuration louable, pouls naturel, appétit et sommeil.

Pour le septième jour, cette plaie dont l'étendue
aurait pu faire craindre les accidens les plus funestes,
à tout autre moins familiarisé avec ces sortes d'opérations, n'était plus qu'une solution de continuité
fournissant un bon pus. On peut juger avec quelle
facilité la cicatrisation commence sur toutes ces grandes plaies, et à quel point leur cours est assuré. On
verra, par les neuvième et dixième observations de
ce recueil, que la destruction de la jointure n'est pas
nécessaire pour jouir de ces précieux avantages qui
dépendent, je crois, de la conservation des nerfs
et des vaisseaux principaux, également de la simplicité du traitement dont l'unique objet doit être de
favoriser les mouvemens spontanés, et d'éloigner les
causes qui pourraient en troubler le développement.

Le quarantième jour, la plaie transversale était
bien cicatrisée; il ne restait de la longitudinale interne, qu'une ulcération superficielle, longue d'un
pouce; la longitudinale externe un peu moins avan-
cée, communiquait encore au centre du membre par
un sinus peu profond. Dès lors, le sujet qui n'eut à
souffrir aucun accident, aucune exfoliation, fut en
état de sortir du lit; je le levai pour l'asseoir dans
un fauteuil, avec la précaution de poser horizontalement l'extrémité opérée sur une petite table faite à
dessein. Le trouvant fortifié au bout de quinze jours

de cet exercice que je répétais chaque matin, je plaçai l'avant-bras dans une gouttière semblable à celle
qui est gravée dans la chirurgie de *Bell*, pour le traitement des fractures de la clavicule, et avec ce secours, il put se promener librement. Sa situation
devenant toujours meilleure, toutes les plaies fermées,
excepté quelques points où la première cicatrice
s'ouvrait encore, je le renvoyai chez lui, se servant
toujours de son écharpe dont il ne tarda pas à abandonner l'usage.

Le rétablissement fut lent, sans doute ; je ne fus
pas à portée d'en observer les degrès : mais en 1800
j'examinai le membre avec soin ; je m'assurai qu'il
était moins gros que l'autre, et que sa longueur,
prise de l'apophyse acromion, en suivant le côté
externe jusqu'à l'extrémité du pouce, comparée à la
même dimension de l'autre bras, présentait une différence de trois pouces. Le cubitus et le radius res-
taient séparés de l'humérus par un intervalle qui
diminuait pendant la flexion de l'avant-bras sur le
bras, mais qui jamais ne disparoissait entièrement. Le
muscle biceps avait augmenté d'épaisseur dans sa
portion charnue, en raison de son raccourcissement.
La face dorsale de la main ne reprenait pas d'em-
bonpoint. Les doigts conservaient la force et la liberté
de leurs mouvemens, même le cinquième dont la
sensibilité était éteinte.

La flexion de l'avant-bras sur le bras, d'abord

vacillante et foible, était devenue libre et ferme ; elle résultait de l'action simultanée du biceps , du long supinateur et du brachial interne. L'extension n'était que l'abaissement graduel de l'avant-bras. La pronation et la supination avaient lieu , mais bien différemment de l'état naturel ; pendant ces mouvemens, le cubitus et le radius tournaient en même temps , et les parties molles qui séparent ces deux os de l'humérus éprouvaient une espèce de torsion : le radius ne pouvant plus être entraîné sur le cubitus , les muscles pronateurs et supinateurs n'influaient plus sur cette fonction.

Je dirai plus , cet opéré était devenu tellement fort et libre de son bras, qu'il pouvait s'en servir pour battre à la grange, etc.

Cet homme existe, ainsi que la plupart des sujets dont je parlerai dans cet opuscule : telle est ma réponse à ceux qui , dominés par des préjugés, me soupçonneraient encore d'exagération sur les résultats de notre pratique.

SEPTIÈME OBSERVATION.

Madame Corvisier , née Rouyer , actuellement marchande à S.ᵗ-Mihiel , était réglée , et jouissait d'une bonne santé à l'âge de 16 ans, lorsqu'elle fit une chute de cheval et reçut une forte contusion sur le coude , du côté gauche. L'articulation devint douloureuse et la carie en altéra les os.

Quand mon père pratiqua la résection, la maladie durait depuis deux ans, la menstruation avait cessé, les parties molles étaient très-gonflées, plusieurs ulcères fistuleux laissaient 'écouler une sanie abondante; mais le sujet, quoique très-maigre, paraissait jouir d'une constitution saine.

Deux lambeaux furent nécessaires. Il fallut enlever une longue portion de l'humérus et couper le radius au-dessous de la tubérosité bicipitale. En sciant l'extrémité articulaire du cubitus, il fut possible de ménager l'apophyse coronoïde, et par cette raison, de conserver l'insertion du muscle brachial antérieur.

Le resserrement des parties molles, la solidité des cicatrices et le retour des mouvemens, permirent de renvoyer la malade dix mois après l'opération.

Aujourd'hui la longueur du membre est diminuée de trois pouces quatre lignes. Le cubitus reste distant de l'humérus d'environ un pouce, même pendant l'élévation de l'avant-bras. On sent que le muscle biceps a perdu son attache inférieure. La face postérieure du bras n'est pas maigrie, comme sur le sujet de l'observation précédente; cependant le triceps a été également coupé et ne remplit plus aucune fonction. Le cinquième doigt est insensible, et la main qui conserve tous ses mouvemens, est un peu maigrie sur le bord cubital de sa face dorsale.

Ici l'élévation de l'avant-bras ne dépend que du

muscle brachial antérieur. Ce mouvement est loin d'être aussi fort que quand le biceps y contribue, il est direct; mais il suit une ligne oblique qui aboutit à la poitrine vers le milieu de la clavicule; il ne peut servir à lever des poids un peu volumineux : son principal usage est de transporter la main et de l'approcher des objets sur lesquels il est nécessaire qu'elle agisse.

L'extension n'appartient plus à la puissance musculaire; elle n'est autre chose que l'abaissement de l'avant-bras, lorsqu'après l'avoir élevé, l'opérée relâche le brachial antérieur.

La pronation et la supination ont lieu librement. Autrefois, l'immobilité du radius sur le cubitus, après la résection complète de l'articulation du coude, m'avait démontré que les muscles pronateurs et supinateurs n'influaient en rien sur le retour de ces mouvemens, sans que je pusse en déterminer le principe : mais, sur le bras de madame Corvisier, favorisé par l'isolement du brachial antérieur, je me suis facilement assuré que la pronation et la supination résultent, dans ces cas, de la contraction alternative des plans de fibres obliques disposées sur les bords de ce muscle.

D'après cet exposé, on voit qu'en retranchant l'extrémité supérieure des deux os de l'avant-bras, on peut leur laisser une inégale longueur. Cette faculté est importante en raison de l'obligation où se trouve le chirurgien, de conserver l'attache du biceps, ou au moins, celle du brachial antérieur. Le coude est la seule articulation ginglymoïde qui permette cette manœuvre, ce qui est dû au perpétuel éloignement des os après l'opération.

HUITIÈME OBSERVATION.

Le 29 août 1794, le nommé Moriot, chasseur dans la première compagnie de la légion du centre, fut évacué sur l'hôpital militaire de Bar-le-Duc, pour être traité d'une carie à l'articulation huméro-cubitale, du côté droit : cette maladie avait succédé à une plaie d'arme à feu infructueusement traitée. Le sujet dépérissait de jour en jour; la peau était ulcérée dans plusieurs endroits, la suppuration sanieuse, le bras gonflé et douloureux.

L'altération des extrémités articulaires était si étendue qu'il fallut retrancher un pouce de l'humérus, et environ autant du cubitus et du radius. Dans cette circonstance, mon père luxa l'humérus avant de le scier; mais cette manœuvre lui parut si difficile que, par la suite, il s'en éloigna entièrement.

Il fallut renoncer aux avantages de la suture, parce que, dans l'intention de s'étourdir sur les douleurs, le malade avait eu l'imprudence de boire, à notre insçu, une bouteille de vin de Champagne

blanc qui, sans le griser, augmenta considérable-
ment l'effusion du sang, et produisit, après le
pansement, de fortes convulsions accompagnées de
délire. On fut obligé de serrer fortement le tour-
niquet pendant le cours de l'opération, et ensuite,
de remplir de charpie la plaie qu'il était indispensable de comprimer légèrement.

Le troisième jour, l'appareil fut renouvelé ; les
lambeaux étaient contractés, enflammés et douloureux. Pour suppléer à la suture devenue impraticable, mon père se servit d'un bandage unissant.
Pendant vingt jours ce moyen n'eut aucun effet,
mais après, il favorisa sensiblement le rapprochement et la réunion des chairs.

Toutes ces contrariétés rendirent le traitement
difficile. La guérison fut retardée jusqu'au septième
mois, époque à laquelle ce militaire retourna chez
lui. Deux ans étaient à peine écoulés qu'il revint
à Bar, alors le rétablissement était complet, et
la flexion de l'avant-bras sur le bras assez marquée.

De plus amples détails sur les résultats de cette
opération seraient sans doute nécessaires ; mais ils
manquent dans les papiers de mon père.

NEUVIÈME OBSERVATION.

Nicolas Marquoise, sergent au troisième bataillon
de la Meuse, fut envoyé à l'hôpital militaire de

Bar-le-Duc, en 1794, pour un ulcère fistuleux situé sur le côté externe de l'articulation huméro-cubitale du côté gauche : ici l'altération des os était le résultat d'un coup de feu.

Pour découvrir cette carie, mon père fit une incision longue de trois pouces sur la crête du condyle externe de l'humérus, il la prolongea d'un pouce, dans la même direction, sur l'extrémité supérieure du radius, et en partant du quart inférieur de cette longue plaie, il coupa transversalement la peau avec le tissu cellulaire, au-dessus de l'olé-crâne, jusqu'au tendon du triceps brachial exclusivement. Il détacha et renversa ces deux lambeaux triangulaires ; puis, après avoir fait l'extraction de la balle qui était restée entre les os, il enleva au radius la partie externe de la tête, et à l'humérus la tubérosité altérée, ainsi qu'une couche de substance compacte, épaisse d'environ quatre lignes et longue d'un pouce.

Les lambeaux furent rapprochés et ensuite fixés par deux points de suture.

Six semaines suffirent pour parvenir à la guérison qui se termina sans accidens. A la fin du troisième mois, Marquoise retourna à son bataillon où il continua son service pendant deux années. Aujourd'hui, âgé de 51 ans et domicilié dans notre ville, il travaille du métier de cordonnier sans éprouver ni gêne ni diminution dans les mouvemens de l'articulation du coude.

Dixième Observation.

Parvenu à l'âge de 21 ans avec une santé délicate, Louis-Nicolas Baudinot, maître d'école à Villotte-devant-St-Mihiel, portait, sur le condyle externe de l'articulation huméro-cubitale gauche, un ulcère fistuleux qui avait succédé à un dépôt froid, et qui était entretenu par la carie de la tubérosité correspondante.

Au mois d'août 1806, assisté de Mr *Brulefer*, chirurgien à Pierrefitte, j'enlevai le condyle externe de l'humérus, avec une portion de la petite tête du même os, après avoir circonscrit un lambeau triangulaire, au moyen d'une première incision sur le côté externe de l'articulation, et d'une seconde qui, de l'extrémité inférieure de celle-ci, intéressait la peau et une partie du tendon du triceps brachial, au-dessus de l'olécrâne.

La guérison fut assurée trois mois après la résection. Les mouvemens de l'articulation ont été conservés, excepté celui d'extension qui est diminué d'environ un tiers.

Cette opération fut facile et ne mériterait pas d'être connue, si elle ne concourait, avec la précédente, à prouver que, quand la carie n'affecte qu'une portion des surfaces articulaires qui forment la jointure du coude, on peut retrancher l'os d'une manière partielle, sans exposer le malade à aucun accidént et sans courir le risque d'une ankylose. Je pense que, sous ce point de vue, ces deux derniers faits méritent l'attention du praticien.

~~~~~~~

Après la résection de l'articulation du coude, le radius et le cubitus respectivement immobiles, sont pour jamais éloignés de l'humérus, et ne conservent avec lui d'autres rapports que ceux qui résultent de la continuité et des usages des parties molles qui, avant l'opération, entouraientlajointure ; cependant, l'intervalle qui les sépare est loin de rester égal à la longueur des portions enlevées : les muscles fléchisseurs rapprochent les os ; leur action est si sensible que le bras de Colignon a été raccourci de trois pouces, et celui de madame Corvisier de trois pouces quatre lignes. Cette terminaison est peut être ce qui pouvait arriver de plus heureux, car, le radius ne pouvant plus tourner sur le cubitus, un contact immédiat eût anéanti sans retour la pronation et la supination, et aurait constamment obligé de couper les os de l'avant-bras sur la même longueur.

Le retour des mouvemens est si favorable à l'opération, et par la suite, si utile au malade, que l'on ne peut apporter trop de soins à en déterminer les causes, afin de ne rien négliger de ce qui peut y contribuer. La flexion est directe, elle devient très-forte, lorsqu'on a conservé, ainsi que je l'ai fait pour le
~~~~~~~

nommé Colignon, l'insertion du biceps au radius, celle du brachial antérieur au cubitus, et celle du long supinateur à l'humérus ; alors, la main peut supporter des travaux fatigans ; mais on n'est pas toujours aussi heureux. L'extension, dans ces circonstances, est étrangère à l'action des muscles ; je crois qu'elle n'est autre chose que la chute graduelle de l'avant-bras, par suite du relâchement des fléchisseurs. La pronation et la supination se rétablissent parfaitement : comme je l'ai observé, les opérés doivent, à la conservation du brachial antérieur, ces mouvemens qui diffèrent de l'état naturel par l'impossibilité de les exécuter pendant la flexion de l'avant-bras sur le bras : néanmoins, tels qu'ils sont, ils procurent à la main des avantages considérables.

Suivant le procédé que j'ai décrit, le nerf cubital est coupé : cet accident que nous n'avons pu éviter en formant le lambeau supérieur, détermine l'insensibilité perpétuelle du cinquième doigt, l'engourdissement momentané du quatrième, et l'amaigrissement du bord interne de la face postérieure de la main qui, malgré cela, reste forte et conserve sa mobilité primitive.

En lisant les neuvième et dixième observations, on a pu remarquer que nous avons réservé avec un grand avantage, le nerf cubital et avec lui la moitié et même la totalité du tendon des extenseurs, quand la carie avait fait peu de progrès : mais il nous a paru indispensable de les couper l'un et l'autre, toutes les fois que la dislocation devait avoir lieu; malgré qu'en s'éloignant des dimensions que j'ai fixées pour la largeur du lambeau supérieur, il soit assez facile, si le retranchement de l'humérus est le seul objet de l'opération, de sauver le nerf cubital et de consever à l'olécrâne l'insertion d'un trousseau de fibres obliques du plan inférieur de l'anconé interne. Les os ne devant plus se toucher à l'avenir, toute manœuvre qui tendrait à conserver une portion des extenseurs, serait nécessairement mauvaise, tel avantage puisse en recevoir la main, parce qu'elle laisserait subsister une puissance, dont l'action, désormais inutile et irrégulière, déterminerait la déviation du cubitus et son déplacement de la position qu'il doit toujours conserver vis-à-vis l'extrémité inférieure de l'humérus, pour être directement et librement élevé par les fléchisseurs : elle changerait la terminaison d'une manière très-défavorable, ainsi que je m'en suis positivement assuré par les résultats d'un fait qui m'est étranger et dont, pour cette raison, il ne m'appartient pas de faire connaître toutes les circonstances.

Si on fait abstraction des chairs, pour ne voir dans les os que de simples leviers mus par la puissance musculaire, il paraîtra impossible, en suivant les principes de la méchanique, que le cubitus et le radius privés de leur point d'appui par la résection de l'articulation du coude, obéissent ensuite à l'action des muscles fléchisseurs, de manière à soulever des poids et à porter directement la main sur les différens points où le malade a l'intention de la faire agir. Pour éloigner cette objection qui m'a été faite par des praticiens très-éclairés, il me suffirait certainement, ayant montré par plusieurs exemples de quelle façon les choses se terminent, de rappeler qu'à cet égard, nos résultats ne diffèrent point de ceux qu'on obtient du retranchement de la tête de l'humérus, dans la plupart des cas : mais à toutes ces preuves, j'ajouterai, qu'après l'opération, il s'en faut de beaucoup qu'on soit fondé à considérer les os de l'avant-bras comme des leviers isolés ; car leurs extrémités supérieures d'abord très-rapprochées de l'humérus par la rétraction des muscles, contractent, pendant la durée du traitement, des adhérences solides avec les parties molles qui les entourent. Ces nouveaux rapports, peu sensibles dans le principe, se fortifient singulièrement avec le temps, et finissent par opposer une résistance suffisante au déplacement que l'action des fléchisseurs tendrait à produire. L'exercice acheve ce que la nature a commencé. Les premiers essais du sujet présentent des mouvemens foibles et incertains ; alors, souvent, du milieu de sa course, la main retombe en cédant à une déviation qui la précipite en dedans. Le rétablissement est bien plus rapide quand l'humérus seul a subi les effets de la résection ; à peine, dans ce cas, s'apperçoit-on de l'intervalle qui sépare l'usage du membre du dernier terme de la cicatrisation. Les lenteurs, aussi bien que les difficultés, sont ici le partage des plus grands efforts de l'art.

Les expériences entreprises par M.^r le professeur *Chaussier*, sur les articulations ginglymoïdes des animaux vivans, dans le but d'apprécier la méthode proposée par *Park*, semblent infirmer les faits que je viens de rapporter : pour mettre à même d'en juger, je vais les citer ici.

» Le citoyen *Chaussier* a fait la même expérience
» à l'extrémité tibiale du fémur, à l'extrémité cubi-
» tale de l'humérus, à l'extrémité tarsienne du tibia;
» il a même emporté à différens animaux, comme
» *Park* l'avait indiqué, des articulations entières
» du coude et du genou ; mais quoiqu'aucun des
» animaux soumis à ces expériences ne soit mort,
» l'opération a toujours été sans succès ; mais les
» chairs coupées ainsi que les os, se sont bien
» cicatrisés; au lieu de former une articulation nou-
» velle, les extrémités des os étaient éloignées les
» unes des autres, et la partie au-dessous de l'arti-
» culation ne formait qu'une masse pendante, entiè-
» rement inutile aux mouvemens de l'animal.
» D'ailleurs, ces opérations sur les articulations
» ginglymoïdes sont très-difficiles, très-dangereuses,
» à cause des ramifications vasculaires, et ne peu-
» vent permettre aucun succès, parce qu'elles ne

» sont pas recouvertes et environnées d'une assez
» grande quantité de chairs (1) ».

Il est très-vrai qu'après la résection de l'articulation huméro-cubitale, telle que nous l'avons
pratiquée, les extrémités osseuses restent écartées
et qu'il ne se forme entr'elles ni articulation ni
soudure, ainsi que le savant professeur que je viens
de citer l'a constamment observé sur les animaux
soumis à ses expériences : mais cette apparente
conformité entre les résultats, n'empêche pas nos
observations d'être, sous bien des rapports, étran-
gères aux siennes. La différence ne peut surprendre,
car, dans toutes ces recherches, l'influence de l'action
musculaire paraît avoir été négligée ou méconnue.
D'ailleurs, les articulations ginglymoïdes des quadru-
pèdes diffèrent tellement des nôtres, par la structure et les usages, qu'elles ne peuvent être l'objet
d'une comparaison.

Mon père, en offrant, en 1782, à l'Académie de
Chirurgie de Paris, ses vues générales sur le retranchement des extrémités articulaires cariées, pensait
que la résection du coude devait être suivie d'une
ankylose, et proposait de faire consolider le bras
dans une situation qui fût par la suite commode au
malade. *Park*, raisonnant sur le même sujet, écrivait :

____

(1) Mémoires de la Société médicale d'Émulation, troisième
année.

» Dans le bras, les avantages qui résultent de la
» conservation de la main et des doigts, avec tous
» leurs mouvemens primitifs, excepté ceux de pro-
» nation et de supination, sont si évidens et si
» considérables, indépendamment des mouvemens
» de l'articulation du coude et de la longueur du
» bras, qu'il n'y aurait point à hésiter un seul
» instant (1) ». L'expérience n'a pas justifié ces
conjectures. Il n'est pas réservé à l'imagination de
percer le voile dont la nature a couvert ses secrets.

Lorsque les circonstances sont favorables, la
résection de l'articulation huméro – cubitale est
exempte de dangers ; elle conserve à la main la
force avec la mobilité, et à l'avant-bras, les principaux mouvemens. Les opérés ne jouissent pas
également de ce dernier avantage, il varie, comme
on a pu en juger par les sixième et septième
observations, parce qu'il dépend directement de
l'attache du biceps au radius et de celle du brachial
antérieur au cubitus. Je n'ai pas encore vu la maladie franchir entièrement ces limites ; cependant,
l'imagination peut aller au-delà de ce que nous
avons rencontré dans le cours d'une longue pratique,
et on serait fondé à supposer une carie assez étendue
pour altérer à la fois ces deux insertions musculaires;
alors, si le chirurgien se décidait à opérer, il est

---

(1) Ouvrage cité, page 22.

certain que les résultats s'appliqueraient uniquement à la main qu'il faudrait, après la guérison, soutenir par une écharpe. M. *Sabattier*, déterminé sans doute par l'importance de l'usage de la main, a pensé que dans un cas si grave le retranchement des os serait encore indiqué (1). Les meilleurs procédés ont des bornes ; mais c'est à l'expérience à les poser; ici la mienne ne m'autorise pas à prononcer.

Ce n'est pas seulement entre nos mains que la résection de l'articulation du coude a eu des succès et a suppléé à l'amputation. Cette opération a été faite aux armées par M.ʳ le baron *Percy*, dont les procédés ont dû varier en raison du fracas comminutif produit par les coups de feu ; et M.ʳ le docteur *Champion*, chirurgien en chef au dépôt de mendicité du département de la Meuse , a retranché l'extrémité inférieure de l'humérus, sur le nommé Hiardel, cultivateur à Tannois (2).

Après avoir constaté nos succès dans la résection de l'articulation huméro-cubitale, par une série de faits observés avec soin , je fournis la preuve que d'autres praticiens ont réussi en suivant la même route. N'est-ce pas satisfaire aux conditions les plus rigoureuses ?

---

(1) Médecine Opératoire, seconde édition, vol. 3, page 409.

(2) Journal de Médecine, etc., par MM. *Corvisart*, *Leroux* et *Boyer*, mars 1813.

8

CHAPITRE III.

Articulation fémoro - tibiale.

C'EST avec raison, sans doute, que les hommes sages se méfient des innovations et s'en éloignent; mais cette réserve doit avoir des bornes, car il est des faits d'un intérêt si grand , qu'on ne peut les rejeter sans en avoir fait l'objet des plus sérieuses réflexions.

Le succès que *Park* a obtenu après la résection de l'articulation du genou, était trop extraordinaire pour décider les gens de l'art. Il fallait démêler la vérité et déterminer, par de nouvelles observations, les avantages et les dangers attachés à cette singulière découverte. Dans cette recherche, la mort a ravi à mon père le fruit de ses peines, et M.ʳ le professeur *Chaussier*, qui s'est exercé sur des articulations très-différentes des nôtres, est arrivé à des résultats que nous ne pouvons prendre pour règle. Ainsi, les travaux du chirurgien de Liverpool, se présentaient encore sous le même point de vue lorsque je me suis décidé à répéter l'opération. Plus heureux que mon père, mon malade est guéri, mais à des conditions bien différentes de celles que j'espérais. Aujourd'hui, il me reste à rapporter ce que j'ai remarqué. Les praticiens jugeront.

D'après l'ordre que j'ai adopté, je devrais exposer succintement notre manière de procéder à la résection de l'articulation fémoro-tibiale; mais ici nous sommes restés si loin du but, que tout précepte serait déplacé, ou au moins prématuré.

Onzième Observation (1).

A l'âge de vingt ans, le fils de M. Clauzet, apothicaire à Châlons-sur-Marne, éprouvait, depuis plusieurs mois, un gonflement considérable du genou gauche. L'invasion, dont on ne put découvrir la cause, avait été suivie de plusieurs abcès et enfin, d'ulcères fistuleux qui rendaient un pus séreux, infect, et permettaient à la sonde d'arriver à l'articulation qui, déjà immobile, faisait sentir les inégalités d'une carie. La peau était tendue, infiltrée, et le sujet, foible et très-maigre, ne pouvait quitter le lit que pour être porté sur une chaise longue, où il avait le membre horizontalement soutenu.

Le passage de l'armée française avait amené M.*r* *Percy* dans notre ville : je lui fis voir mon malade; j'eus la satisfaction de le trouver de mon avis sur l'opération, que je pratiquai en sa présence, le 17 septembre 1792. M.*r* *Chamerlat*, son collègue,

____

(1) Elle est de mon père, et c'est lui qui parle.

Mr *Gremiliet*, chirurgien-major du premier régiment de chasseurs à cheval, et plusieurs chirurgiens
de première classe, y assistèrent aussi.

Le sujet couché et maintenu sur une table solide,
haute de quatre pieds, couverte d'un matelas garni
d'un drap plié, j'appliquai le garrot sur le tiers
supérieur du membre : puis, de chaque côté de la
cuisse, entre les vastes et les fléchisseurs de la jambe,
je fis une incision longitudinale qui commençait
au-dessus des condyles du fémur et s'étendait jusqu'à
ceux du tibia, en pénétrant jusqu'à l'os. Je réunis
ces deux plaies, en coupant transversalement la peau
et les ligamens de l'article, au-dessous de la rotule.

Je disséquai de bas en haut, le lambeau que je venais
de circonscrire ; la rotule y était comprise ; la trouvant altérée, je l'enlevai. Ensuite, m'étant bien
assuré de la nécessité de retrancher entièrement les
condyles du fémur, je détachai les muscles qui
s'unissent à leur face postérieure, à l'endroit où ces
éminences se confondent avec le corps de l'os, j'in-
troduisis dans cette sinuosité le doigt indicateur de
la main gauche, je sciai dessus : alors, faisant baisser
la jambe, je relevai l'extrémité supérieure de la
pièce coupée que je privai de ses adhérences, successivement et sans aucun risque, en la renversant en
devant.

L'extrémité articulaire du tibia était également
cariée ; pour la mettre à découvert, je pratiquai, sur

son bord antérieur, une incision longue de dix-huit lignes ; je prolongeai d'autant la première plaie latérale externe, sur l'extrémité supérieure du péroné, j'obtins, de cette manière, deux nouveaux lambeaux que j'abaissai successivement, l'un appartenait aux chairs qni remplissent antérieurement l'espace inter- osseux et l'autre à la peau qui couvre la face interne du tibia.

Après avoir découvert la tête du péroné, je la coupai avec une petite scie. J'isolai également les condyles du tibia dont je retranchai la longueur de dix lignes : le reste était sain.

Je placai la jambe dans la position où elle devait être par rapport à la cuisse ; je rapprochai les lambeaux que je fixai par quelques points de suture ; je couvris les plaies avec des bandelettes enduites de cérat, par-dessus j'étendis de la charpie ; Enfin, après avoir enveloppé le tout de compresses maintenues par le bandage de *Scultet*, le malade fut remis au lit.

Il est difficile de se figurer le peu d'accidens que mon opéré a éprouvés. Les premiers jours : fièvre, agitation, peu de repos. Le quatrième : plaies douloureuses et gonflées, suppuration infecte et abondante. Le septième : calme très-marqué.

Dès le second jour, j'ajoutai à l'appareil une machine propre à maintenir le membre dans sa rectitude : elle était composée d'une planche taillée en biseau postérieurement afin de ne pas blesser la cuisse, échancrée à l'extrémité opposée pour recevoir le talon, terminée par une semelle et creusée sur les côtés par des mortaises destinées à soutenir des montans qui devaient tenir lieu de cerceau. J'avais aussi préparé des coussins en crin bouilli, j'en plaçai un en-dessous de la partie malade, et un autre, de chaque côté, entre elle et les montans. Le pied était appliqué contre la semelle pour y être fixé par un ruban de fil.

Au moyen de ces dispositions, M. Clauzet fut levé dès le troisième jour et resta quelques heures sur un lit de repos : peu de temps après, il fut assez fort pour être mis dans un fauteuil, avec la précaution d'appuyer l'extrémité postérieure de la planche sur le bord de son siége, tandis que l'antérieure était soutenue par une chaise de la même hauteur.

Les pansemens étaient d'une grande simplicité : je levais les montans, je déplaçais les coussins latéraux, je découvrais les plaies sur lesquelles j'appliquais de la nouvelle charpie, et par-dessus, des compresses et le bandage humecté d'eau tiède; puis je rétablissais le reste de l'appareil. Voulais-je renouveler le coussin horizontal et le bandage ? un aide levait le membre sans en déranger la situation. Sur la fin, je soutenais la jambe et l'opéré faisait le changement de coussin.

La cicatrisation fut facile et prompte. Après un mois il ne restait que trois ulcérations situées vers les angles des lambeaux ; savoir, deux sur les côtés et une sur la plaie transversale ; il en sortait un pus louable qui venait de l'intérieur des chairs. Les os étaient rapprochés et réunis, au point qu'en faisant tourner la cuisse, le pied obéissait au même mouvement.

Au bout de trois mois, j'abandonnais dans le lit le membre déjà consolidé. Néanmoins, je me servais encore de la planche pour lever le malade que j'espérais faire marcher bientôt avec des béquilles, lorsqu'un triste évènement anéantit toutes mes espérances. Les Prussiens, en se retirant du territoire Français, laissèrent une dyssenterie épidémique qui, comme on sait, moissonna la plupart de ceux qui en furent atteints. Elle pénétra à Bar, dans l'hôpital militaire qui m'était confié, et fut communiquée à M.ʳ Clauzet, que je pansais tous les jours. Il en fut victime trois mois et demi après l'opération.

Ce malheur m'enleva la satisfaction de jouir du fruit de mes peines : mais je restai convaincu de l'utilité de l'opération et de la nécessité de la répéter dans des cas semblables. Je pouvais regarder le sujet comme guéri, car il n'avait plus d'accidens à redouter.

J'avais pensé que le membre n'éprouverait pas un raccourcissement proportionné à la longueur des

pièces emportées, je me trompai, il était considérable.

DOUZIÈME OBSERVATION.

Jean-Baptiste Vivenot, cordonnier, ressentit en
fauchant, il y a environ dix-sept ans, une douleur
vive et brusque dans l'articulation fémoro-tibiale, du
côté gauche, et éprouva bientôt la roideur et le gonflement de cette jointure. Après plusieurs traitemens infructueux, la sensibilité et la tuméfaction augmentèrent
et produisirent enfin une situation insupportable.

Lorsque je fus consulté, l'articulation était immobile, douloureuse et très-gonflée ; un ulcère fistuleux, situé sur son côté externe, où il avait succédé
à un abcès, laissait écouler une sanie abondante, et
permettait de conduire la sonde sur le condyle externe du fémur, profondément altéré par la carie. Le
sommeil et la tranquillité avaient disparu. L'irrita-
tion du genou avait déterminé l'engorgement de plusieurs glandes inguinales gauches. Du reste, la constitution était forte et paraissait saine.

Le 5 avril 1811, assisté de M.\ :sup:`rs` *Champion* et *Joly*,
docteurs de la faculté de Paris, je pratiquai la résection, dans la commune de Saux, arrondissement de
Commercy, au domicile du malade, alors âgé de 31
ans.

La rotule, la tête du péroné, l'extrémité inférieure
du fémur étaient, ainsi que les condyles du tibia,

cariés et gonflés. Il fallut détruire toute l'articulation. La portion enlevée au fémur avait à-peu-près quatre pouces de longueur.

Les sutures pratiquées , les plaies couvertes de charpie fixée par des compresses et le bandage de *Scultet*, le membre fut placé sur un long coussin de balles d'avoine et maintenu sur les côtés par deux fañons biens garnis qui , sans exercer une forte compression, empêchèrent les mouvemens. On soutint le pied par une semelle. Un cerceau éloigna les couvertures.

Le premier jour : calme , quelques mouvemens spasmodiques des muscles fléchisseurs de la cuisse ; diète sévère, émulsion avec des amandes douces pour boisson.

Les second et troisième : fièvre modérée, chaleur à la peau, nulles douleurs au membre opéré.

Le quatrième : céphalalgie, deux saignemens de nez.

Le cinquième : désir de manger, levée du premier appareil. Déjà, les plaies bien vermeilles étaient couvertes d'un pus blanc, et la latérale externe réunie en partie : mais le moindre mouvement renouvellait le spasme des fléchisseurs, ce qui, joint à la mobilité des parties molles, embarassait beaucoup pour soulever le membre.

Dans la nuit du cinq au six : sommeil parfait.

Le six : apyrexie.

Le neuf : suppression des fils des sutures.

Le seize : l'extrémité opérée était raccourcie de deux pouces, la cicatrice commençait sur les bords des plaies, le fémur n'éprouvait plus de mouvemens involontaires, le sujet mangeait et dormait bien.

Le trente-huitième jour, le malade, affecté d'une fièvre bilieuse, prit un vomitif et des boissons acidulées qui, sous ce rapport, lui rendirent promptement la santé. Toutefois, la cicatrice faisait des progrès rapides; chaque jour la suppuration diminuait; le membre était plus facile à lever, en raison de la rétraction des muscles et du rapprochement des os; l'extrémité inférieure du fémur faisait saillie du côté externe; un petit abcès, qui depuis s'est ouvert spontanément, avait son siège dans le milieu du lambeau crural; enfin, la jambe était œdématiée, et cette infiltration récente influait sur les plaies où on remarquait de la bouffissure.

Dans la crainte que la pression du fanon externe, sur l'extrémité inférieure du fémur, n'eut influé sur l'intumescence du membre, je recommandai au chirurgien, chargé du pansement, de relâcher les rubans qui maintenaient l'appareil : mais quelqu'attention qu'on ait apportée à suivre mon conseil, quelque soin qu'on ait pris pour couvrir la jambe de lotions fortifiantes et la poser sur un plan incliné et plus élevé, l'infiltration continua et ne disparut que quand les parties molles du genou se dégorgèrent et s'affermirent.

Le seize juin : le rapprochement des os était si prononcé, que le sujet, en faisant tourner la cuisse, communiquait le même mouvement à la jambe et au pied; la cicatrice couvrait toutes les plaies, excepté l'interne, qui suppurait encore dans l'étendue de huit à dix lignes; le membre était raccourci de quatre à cinq pouces.

Le quatre août : on levait chaque jour l'opéré dont on plaçait la jambe horizontalement sur un fauteuil garni; les lambeaux maigrissaient; la peau reprenait sa couleur naturelle; on remarquait encore une légère infiltration; il était sorti une esquille, provenante d'une exfoliation légère et superficielle de l'extrémité inférieure du fémur.

Le seize octobre : la guérison avançait; mais en maniant la jambe j'acquis la certitude que le tibia et le fémur étaient dans un contact immédiat sans être réunis.

Le vingt-deux novembre, sept mois et dix-sept jours après l'opération : Vivenot ébranlé par les lenteurs de sa maladie, eut la faiblesse de se livrer à un charlatan qui lui fit de fortes extensions, sans qu'il en soit résulté aucun accident remarquable.

En février 1813, je visitai l'opéré; alors, le fémur et le tibia, l'un sur l'autre immobiles, se rencontraient bout à bout sans être soudés; l'extrémité inférieure du premier de ces os était très-élargie et plus saillante en dehors. Le raccourcissement pouvait être évalué à cinq pouces. Le sujet, se portant parfaitement bien, avait repris son premier métier, il marchait, mais avec peine : pour se rendre propre à un exercice, il fallait qu'il s'aidât de deux béquilles et d'un soulier élevé : étant assis, il pouvait, en faisant agir les fléchisseurs de la cuisse, soulever horizontalement la jambe pour la placer sur un tabouret.

Cette terminaison s'est améliorée par degrés; aujourd'hui, Vivenot marche sans aucun secours lorsqu'il est chez lui, et, en général, quand il rencontre un terrain uni ; mais au dehors, les inégalités du sol l'obligent encore à faire usage d'un bâton, ou bien d'une béquille sur laquelle il appuie l'épaule gauche pour assurer ses pas. Durant la station, il conserve la faculté de confier tout le poids du corps au membre opéré, tant les rapports du tibia avec le fémur ont acquis de consistance.

Avant d'entreprendre l'opération dont on vient de lire la relation fidèle, j'aurais désiré fixer le malade près de moi pour lui prodiguer les soins que réclamerait sa situation ; mais son entêtement fut insurmontable, il voulut rester chez lui, à sept lieues de Bar : il fallut donc me décider à multiplier mes démarches de manière à m'assurer de la régularité du traitement. Les pansemens ont été biens suivis, je me suis donné beaucoup de peine ; cependant j'ai manqué mon but, tandis que, dans des circonstances analogues, *Park* et mon père déclarent avoir obtenu la réunion des os : quelle peut être la cause de cette différence ?

Je ne puis croire que la longueur de la portion que j'ai été forcé d'enlever au fémur ait principalement influé sur le résultat, car les os ont été rapprochés et mis en contact, comme je l'espérais, par le développement de l'action musculaire. De même, je ne pense pas que les violentes extensions, faites par le charlatan , aient changé le cours naturel de la maladie d'une manière funeste, puisqu'elles eurent lieu sept mois et dix-sept jours après l'opération ; c'est-à-dire, dans un moment où il était évident que la consolidation n'avait pas lieu , et quand il était au moins probable qu'il fallait en perdre l'espérance.

Serait-ce donc à la déviation de l'extrémité inférieure du fémur , qu'il conviendrait d'attribuer le défaut de succès ? mais ce léger déplacement, qui n'a pas empêché les os de rester en contact, doit exister constamment après la résection du genou ; car il dépend des abducteurs de la cuisse. *Park* l'a éprouvé, et malgré l'étui dont il s'est servi , son matelot a eu le membre courbé en dehors, après la guérison. Probablement mon père n'en aurait pas plus obtenu de l'usage de sa planche. Ainsi, sous ce rapport, mon opéré s'est trouvé dans la même situation que celui de *Park*, et je suis fondé à admettre que la différence des terminaisons ne tient point à cette cause. En effet : si la réunion des extrémités mutilées et contigues du tibia et du fémur fut entrée dans le plan de la nature, ne se serait-elle pas faite comme dans les fractures comminutives dont rien d'essentiel n'a troublé le cours, encore que les os ne fussent pas maintenus dans une rectitude parfaite ?

Park a bien retranché, comme nous, l'extrémité articulaire du fémur et celle du tibia ; mais il ne dit pas qu'il ait, en même temps, appliqué la résection à la tête du péroné. Il ne l'a point fait, puisque, le 14 août, pendant le cours du traitement, il fut obligé de pratiquer l'ouverture d'un dépôt situé *près de la tête du péroné* (1) : donc, il a conservé toute l'action du muscle biceps, et son opéré s'est trouvé dans une situation bien différente du mien ; car il n'est pas douteux que cette circonstance a influé, d'une manière essentielle, sur la rectitude du membre et sur la solidité des nouveaux rapports que le rapprochement des os a déterminé entre le tibia et le fémur. Cependant, malgré une particularité aussi avantageuse, il y avait encore, dit l'auteur anglais, *un degré obscur de flexibilité entre les os*, le 15 décembre, et c'est seulement vers le milieu de juin 1782, c'est-

---

(1) Ouvrage cité, page 43.

à-dire, dans le onzième mois qui a suivi l'opération (1), que le mouvement a cessé sans retour. Ensuite, son malade a eu à essuyer, comme le mien, les lenteurs et les embarras d'un rétablissement difficile.

Ces remarques suffiraient, peut être, pour décider pertinemment, en quoi les résultats de *Park* diffèrent des miens : néanmoins, il me paraît si important de fixer les idées sur ce point de pratique, que je ferai encore d'autres rapprochemens, avant de me prononcer.

En lisant nos observations, on remarquera que jamais nous n'avons obtenu positivement la consolidation des os, quoique dans beaucoup de cas , ils aient été rapprochés et maintenus dans un contact exact.

Après avoir appliqué la résection au corps des os longs, je me suis assuré qu'il ne suffisait pas que leurs extrémités se touchassent pour en obtenir la réunion qui me paraît tenir à des conditions qui ne sont pas encore bien déterminées. J'y suis parvenu une fois, après le retranchement des fragmens non consolidés d'une fracture du corps du fémur : mais en pareille circonstance, ayant opéré sur l'humérus, je n'ai pas obtenu le résultat que le succès de *White* me permettait d'espérer. Les deux observations qui suivent fourniront la preuve de ce que j'avance.

____

(1) Ouvrage cité, page 48.

TREIZIÈME OBSERVATION.

Amand Cordier dit Romain, vigneron, demeurant à Salmagne, (village à 3 lieues de Bar-le-Duc), eut, il y a environ treize ans, le fémur droit fracturé en bec de flûte : un des fragmens perça les chairs et produisit une plaie sur le côté externe du membre.

La réduction n'ayant eu aucun succès, l'altération de l'os, l'abondance de la suppuration déterminèrent le malade à me consulter plusieurs mois après son accident.

Je pratiquai la résection. Les deux portions du fémur se sont soudées : le membre s'est raccourci, et aujourd'hui, cet homme, âgé de 60 ans, marche et exerce son métier.

QUATORZIÈME OBSERVATION.

Le nommé Antoine Claussé, de Lierneux, département de l'Ourte, venant de charger du vin à Bar, il y a environ six ans, fut renversé devant son chariot, dont la roue lui fractura l'humérus, le tibia et le péroné, du côté gauche. Aussitôt son malheur, cet homme jeune et sain, fut déposé chez le maître de poste de Villotte-devant-S.ᵗ-Mihiel, et confié à un chirurgien qui lui fit la réduction. La jambe se consolida, mais il n'en fut pas de même du bras.

Trois mois après l'accident, lorsque je fus appelé, les deux fragmens de l'humérus avaient conservé leur mobilité, et étaient baignés d'une suppuration abondante qui s'écoulait par un ulcère situé sur le côté postérieur du membre. Je profitai de cette ouverture pour introduire le doigt, qui me fit reconnaître que l'extrémité de la portion supérieure de l'os, était surmontée d'une esquille fortement incrustée dans sa substance. J'en retranchai six à sept lignes.

La plaie s'est promptement cicatrisée, les deux fragmens se sont touchés, mais ils ne se sont pas réunis quoiqu'ils fussent maintenus par un appareil convenable. Ensorte qu'aujourd'hui cet opéré a une fausse articulation que je crois incurable, à moins que l'on ne juge utile d'éprouver le séton, proposé pour ces sortes de cas, par M.ᵣ le docteur *Laroche* (1), d'après une observation de M.ᵣ le baron *Percy*, et une autre du docteur Philippe *S.....*

Lorsqu'il est arrivé à mon père de couper le corps des os longs, pour enlever des portions cariées, les fragmens, quoique rapprochés, se sont maintenus, à peu près, comme il les avait laissés. On en jugera par les deux observations suivantes.

Quinzième Observation.

Un canonnier, qui avait eu le bras traversé par une balle, se rendit à l'hôpital militaire de Bar-le-

---

(1) Dissertation sur la non-réunion de quelques fractures, etc. présentée à la faculté de médecine de Paris, le 6 germinal an 13.

Duc, pour se faire traiter d'une carie du corps de l'humérus. Mon père découvrit l'os malade, qui était tellement altéré, qu'il fut obligé de le scier et d'en enlever une portion haute de deux pouces neuf lig.

J'assistai à l'opération et j'ai sous les yeux la pièce retranchée.

On a obtenu très-promptement la guérison, mais l'humérus, très-raccourci, ne s'est pas consolidé : tellement que ce militaire a été forcé de faire usage de deux plaques ou attelles en fer blanc qui, bien garnies et fixées par des rubans, remédient autant que possible au défaut de solidité du bras.

SEIZIÈME OBSERVATION.

Mr Parisot, huissier, domicilié à Ligny, département de la Meuse, se laissa tomber à l'âge de onze ans, et reçut un coup sur le tiers supérieur de la jambe droite : cette chute fut suivie d'un abcès avec carie et gonflement du corps du tibia. L'altération de la substance osseuse fit des progès rapides.

Le 17 juillet 1793, un an après l'accident, mon père se détermina à enlever tout ce que la carie avait atteint, principalement, une portion de la totalité du corps du tibia, depuis la tubérosité antérieure qu'il put conserver, jusqu'à quatre pouces au-dessous.

La guérison fut prompte et facile ; mais il ne s'est opéré ni régénération, ni soudure.

Aujourd'hui, quand le membre est en repos, les

deux portions du tibia, quoique rapprochées, laissent encore entre elles une distance égale à un travers de doigt. Le fragment inférieur, beaucoup plus long que l'autre, ne s'écarte pas du corps du péroné, il maintient le pied dont il reçoit tout l'effort ; le supérieur, obéissant à l'action combinée et très-apparente du demi-membraneux et du biceps crural, est entraîné en arrière et en dehors. La jambe raccourcie proportionnellement à la longueur de la pièce retranchée reste courbée de devant en arrière. Le péroné aussi long que celui du côté opposé, n'ayant pu supporter tout le poids du corps, s'est arqué de devant en arrière et de dedans en dehors, il a augmenté de grosseur à son tiers supérieur où la déviation est la plus sensible, et sa tête invariablement fixée au tibia, suit le condyle dans tous ses mouvemens.

Pendant la marche, lorsque la jambe opérée reçoit le poids du corps, le talon reste élevé de trois pouces. Le pied très-tendu touche le sol par son extrémité antérieure, et appuie principalement du côté externe. Le centre de gravité, en quittant le genou, tombe sur les orteils et se trouve séparé de la face antérieure de la jambe, par un intervalle dont la plus grande profondeur est de trois pouces six lignes. Enfin, le fémur ne pouvant plus presser sur le tibia dont la continuité est détruite, n'ayant aucun rapport direct avec le péroné, a besoin d'un corps intermédiaire pour communiquer avec le seul levier qui reste à la jambe ; il le trouve dans le fragment supérieur qui étant entraîné et fixé momentanément dans une direction horizontale, par l'effort des muscles, fournit un point d'appui solide à la tête du péroné.

Malgré un dérangement aussi considérable, et bien qu'il soit impossible de faire usage d'un talon élevé, M. Parisot, aidé sans doute par une grande habitude, marche solidement ; il exerce son état à pied, à l'aide d'un bâton sur lequel il appuie la main gauche, et avec la précaution d'assurer, préalablement, par quelques tours de bande, les rapports du corps du péroné avec le fragment inférieur du tibia (1).

Je n'ai jamais employé la résection pour la carie du corps des os longs (maladie qu'il importe de bien distinguer de la nécrose) : néanmoins, en faisant usage de la pratique de mon père, je pourrais, si cet objet entrait dans mon plan, présenter encore d'autres faits dont les résultats, conformes à ceux que je viens de faire connaître, prouveraient de plus en plus, qu'après le retranchement d'une portion cariée du corps des os longs, les fragmens ne se réunissent point, encore qu'ils soient rapprochés et maintenus

---

(1) Il m'a paru inutile d'entrer dans de plus grands détails sur ces quatre opérations, parce qu'ici ces faits sont accessoires, et ne doivent être considérés que sous un seul point de vue.

en contact. Les inconvéniens attachés à ce raccourcissement, à cette solution de continuité d'un levier
nécessaire, sont sensibles dans tous les cas ; ils sont
très-grands, quand le chirurgien, obligé de circonscrire un lambeau, a coupé les muscles nécessaires
pour l'équilibre des forces motrices ; ils ne dimi-
nuent point lorsqu'il se forme une fausse jointure,
parce que cette nouvelle articulation, d'ailleurs
dépourvue des conditions qui seules peuvent affermir les rapports de contiguité entre les parties dures
destinées à la locomotion, ne peut devenir un centre
de mouvemens sans déranger et même bouleverser
le système établi par la nature. C'est par cette fâ-
cheuse influence sur les effets de l'action des muscles,
que ces opérations diffèrent de celles que je me suis
proposé de décrire dans cet ouvrage ; elles en diffèrent
beaucoup ; et assurément, avant de les pratiquer,
il importe bien moins de rechercher les moyens
d'applanir les difficultés et de diminuer les dangers,
que de calculer, d'après l'observation, les avantages
réels que le malade peut en obtenir, et de faire choix
d'une manœuvre favorable au but qu'on se propose.
Je pense que dans ces cas, heureusement fort rares,
les déterminations devraient être bien différentes,
suivant qu'on eût à agir sur les extrémités supérieures
ou sur les inférieures, suivant que le membre fût
pourvu d'un ou de deux os ; et on sent bien que pour
les extrémités pelviennes, la première condition serait

l'assurance de recouvrer la faculté de marcher et de supporter le poids du corps : mais, pour éviter d'accumuler des notions superficielles sur une question aussi compliquée et encore si obscure, il faudrait en avoir soigneusement étudié toutes les circonstances; ne l'ayant point fait, je ne m'écarterai pas de ce qui appartient à mon sujet (1).

Or, pour revenir à ce qui a été dit, soit que mon père ait coupé le corps des os longs, pour enlever une portion profondément altérée par la carie, soit que, déterminé par la même indication, j'en aie retranché les extrémités articulaires, jamais nous n'avons pu obtenir la consolidation des fragmens. D'après cela, je crois que la réunion des parties dures, ne peut être le résultat de la résection du genou, quoiqu'il soit démontré que cette terminaison n'est pas étrangère à l'art dans quelques cas de fractures non-consolidées.

En raisonnant sur un seul fait, *Park* n'a pu éviter d'être séduit et trompé par une terminaison qui, en réalisant son espoir, semblait justifier ses principes. Mon père, dirigé par les mêmes vues, n'a pas eu le temps nécessaire pour bien observer; il a aussi confondu le rapprochement, l'immobilité du tibia et

______

(1) On dit que cette question vient d'être traitée dans une dissertation inaugurale, présentée à la Faculté de Médecine de Paris, par M. le docteur *Champion.*

du fémur avec leur consolidation, et sous ce rapport, il s'est livré à l'apparence de la réussite. Le procédé dont il a fait choix a déterminé le mien ; aujourd'hui, je m'en éloignerais beaucoup, aussi bien que de celui de *Park*, par des motifs qui me laissent peu d'incertitude, et qu'il sera temps de faire connaître sans réserve, quand l'expérience m'aura mis à même de les justifier.

CHAPITRE IV.

Articulation tibio-tarsienne.

Mon père partageait encore l'opinion commune, relativement au traitement des articulations ginglymoïdes affectées de carie, lorsque l'accident que je vais faire connaître et le succès de l'opération qu'il crut devoir y opposer, lui firent entrevoir la possibilité d'éviter l'amputation des membres pour les altérations incurables de la subtance des os, pour les luxations avec déchirement des jointures.

Dix-septième Observation.

En conduisant une voiture, le 25 juillet 1782, le nommé Lecheppe, cultivateur à Rumont, (village à deux lieues de Bar-le-Duc), reçut, sur le tiers inférieur de la jambe gauche, le choc violent d'une roue échappée de son essieu. L'extrémité inférieure du tibia déchira les tégumens et sortit du côté interne ; le pied fut porté en dehors ; le péroné se rompit avec éclat à un pouce au-dessus de la malléole externe.

Après avoir négligé, ou très-mal traité, pendant dix-neuf jours, cette dangereuse blessure, on consulta mon père : alors la peau, tant du côté interne que du côté externe, était inférieurement affectée de gangrène ; les plaies, sur lesquelles on voyait beaucoup de vers, fournissaient une matière sanieuse et infecte ; l'extrémité tarsienne du tibia faisait une saillie de deux pouces ; le fragment inférieur du péroné blessait et irritait les chairs ; enfin, le pied luxé, restait fortement déjeté en dehors.

La bonne constitution du sujet, l'intégrité des muscles, l'état favorable du pied, l'interruption de la mortification, qui avait borné ses ravages à la destruction d'une partie de la peau, firent naître à mon père le projet hardi de sauver le membre et d'éviter l'amputation qui, suivant les principes de l'art, semblait être l'unique ressource : pour y parvenir, il scia l'extrémité dénudée et saillante du tibia, il coupa à la même hauteur le corps du péroné, il enleva l'esquille détachée de ce dernier os, et ne laissa de son fragment inférieur que la malléole externe. Ensuite, il redressa le pied et le maintint dans ses rapports avec la jambe par un appareil approprié.

(81)

La détermination et les vues de l'opérateur furent justifiées par un prompt succès. Trois mois suffirent pour obtenir la guérison , sans qu'aucun accident, aucune exfoliation sensible en aient interrompu ou retardé le cours. L'astragale rapproché du tibia et du péroné , forma une nouvelle articulation qui par degrés devint si solide que Lecheppe pouvait, une année après l'opération , marcher long-temps sans se fatiguer, en faisant usage d'un talon élevé ; car le raccourcissement du membre était proportionné à la longueur des pièces retranchées. Les mouvemens du pied sur la jambe n'ont rien laissé à désirer, ils eurent lieu librement et sans douleur ; mais en produisant un bruit analogue à celui qui résulterait du frottement de deux surfaces desséchées.

Quoiqu'étrangère à la carie , cette observation appartient à mon sujet. Il y a sans doute une grande distance entre le retranchement de l'extrémité inférieure du tibia et celle du péroné sorties accidentellement, présentées pour ainsi dire par la nature , et la résection de l'articulation tibio-tarsienne telle que je vais la décrire ; cependant la première de ces opérations a conduit à l'autre, et l'évènement que je viens de rapporter est utile à connaître, pour ceux qui voudront juger ou corriger nos procédés, parce qu'il est notre point de départ.

Le but de l'opération dont je vais tracer le plan est d'enlever l'extrémité inférieure du péroné, celle du tibia et le corps de l'astragale en partie, ou en totalité. Pour y parvenir, et en même temps pour assurer le résultat, il faut circonscrire les lambeaux sur les côtés de l'article, quoiqu'on n'y trouve que la peau, parce qu'il n'existe pas d'autre moyen d'éviter les nerfs, les vaisseaux principaux, et de conserver les tendons dont l'action simultanée est nécessaire pour rapprocher les os et consolider leur nouvelle relation. Cette manière de découvrir les parties cariées entraîne, il est vrai, plusieurs difficultés : néanmoins, si au lieu d'examiner la chose superficiellement, on prend la peine de suivre notre procédé dans tous ses détails, on conviendra, je pense, que malgré la contrariété des indications, nous remplissons notre objet aussi complètement qu'il est possible de le faire. L'ordre que nous suivons dans les différentes manœuvres mérite encore de fixer l'attention, car il contribue beaucoup à éloigner les principaux obstacles et à mettre les parties molles à l'abri de tout froissement, tellement, qu'après ces douloureuses scènes, nos opérés n'ont eu aucun accident à supporter.

En face d'une croisée bien éclairée, disposez une table longue, haute de quatre pieds et large de trois, couvrez-la d'un matelas garni d'un drap plié, faites-y coucher le sujet sur le côté opposé à la maladie. Le genou étant un peu fléchi, posez la jambe sur toute l'étendue de sa face interne ; confiez à un aide l'extrémité supérieure du membre, et à un autre le pied. Plongez perpendiculairement votre scalpel sur le bord postérieur de l'extrémité tarsienne du péroné, coupez de haut en bas la peau et le tissu-cellulaire, et bornez inférieurement cette plaie qui doit avoir environ trois pouces de longueur, par une incision transversale qu'il faudra prolonger jusqu'au tendon du petit péronier, en la faisant passer au-dessous de la malléole externe. Détachez de la surface du péroné le lambeau que vous venez de circonscrire, faites-le maintenir relevé sur le devant de la jambe. Séparez les péroniers latéraux de la portion que vous voulez enlever ; puis, avec un ciseau bien tranchant, coupez l'extrémité osseuse à la hauteur qui vous conviendra.

Ne pouvant scier librement le péroné, le mieux est de le couper avec le ciseau, dont on dirige l'action de haut en bas et sur lequel on frappe doucement avec un maillet de plomb. On en viendra à bout en trois ou quatre reprises ; mais cette manœuvre produira une section oblique qu'il faudra changer, après avoir enlevé l'extrémité tarsienne du tibia. Il serait inutile de s'en occuper de suite, parce que ces deux os devant présenter un plan horizontal et régulier, les dimensions du plus gros déterminent celles du plus petit.

Une fois séparée de son corps, l'extrémité inférieure du péroné est facile à enlever, après avoir coupé successivement les ligamens qui fixent ses connexions.

Cette partie de l'opération terminée, profitez de l'ouverture qui en résulte, pour détruire l'adhérence des parties molles à la face externe de l'extrémité inférieure du tibia.

Alors faites retourner le malade, placez sa jambe sur le côté externe : formez un nouveau lambeau en pratiquant une première incision longue de trois pouces sur le bord postérieur interne du tibia, et une seconde qui, de l'extrémité inférieure de celle-ci, sera prolongée transversalement jusqu'au tendon du jambier antérieur, en passant au-dessous de la malléole interne. Détachez et renversez le lambeau.

Si, après avoir coupé les ligamens de l'articulation, on pouvait, en écartant le pied en dehors, faire sortir l'extrémité inférieure du tibia par la plaie interne ; ainsi isolée, il serait facile d'en retrancher tout ce qui serait carié ; mais cette manœuvre, en apparence très-simple, nous a toujours semblé impraticable et nous sommes restés persuadés, que cet os devait être scié avant de s'occuper à détruire ses rapports avec le tarse. Pour y parvenir, mon père a engagé la scie par le bord antérieur, ce qui est fort difficile à exécuter, parce que les muscles qui couvrent la face externe de la portion que l'on doit soustraire, étant étendus sur un plan oblique, ne se laissent pas suffisamment écarter de la direction de l'instrument qui en est gêné, et qui par cette raison les froisse et les fatigue.

Ma méthode est différente. Lorsque le lambeau interne est renversé, je détache, à une hauteur fixée par la carie, les chairs unies à la face postérieure du tibia, de manière à pouvoir y passer librement le doigt; puis, je change la situation de la jambe que je pose sur sa face antérieure et que j'écarte suffisamment, pour pouvoir m'agenouiller entre son côté interne et le bord de la table. J'insinue de dedans en dehors, dans l'ouverture que je viens de ménager, une petite scie étroite, dont la lame longue de six pouces dépasse du côté opposé ; j'engage cet instrument et à mesure qu'il fait des progrès j'en abaisse le manche, de sorte qu'en approchant du bord antérieur qui est le terme de la coupe, il suit une ligne oblique et parallèle au plan incliné de la face externe de l'extrémité inférieure de l'os. Pour juger cette manœuvre, qui m'a affranchi de toute espèce d'embarras dans une des parties les plus laborieuses de l'opération, il faut prendre la peine de l'exécuter sur le cadavre, et on s'assurera qu'elle est simple, quoique, peut-être, elle paraisse compliquée dans la description.

Le tibia étant scié, isolez l'extrémité retranchée que vous ferez sortir par la plaie interne, en observant de ménager le tendon du jambier postérieur et celui du fléchisseur long et commun des orteils. Profitez ensuite de cette ouverture, pour rectifier la section du péroné et la rendre conforme à celle que vous venez de pratiquer.

Si le corps de l'astragale participe à la maladie, servez-vous de la gouge pour extraire tout ce qui est vicié, faites-en la recherche soigneusement et évitez de laisser à cet os une coupe défavorable aux nouveaux rapports qui doivent s'établir entre lui et le tibia.

Après avoir exécuté l'opération ainsi que je viens de l'indiquer, lavez le pied ; fixez l'angle de chaque lambeau par un point de suture ; mettez le genou dans une demie-flexion ; posez la jambe sur son côté externe, soutenez-la d'un long coussin de balles d'avoine ; couvrez les plaies de charpie que vous envelopperez de compresses et du bandage de *Scultet*.

Les suites immédiates de la résection de l'articulation tibio-tarsienne ressemblent parfaitement à celles des opérations décrites précédemment : des douleurs supportables, une fièvre modérée, un écoulement de sanie abondante et infecte, fatiguent le malade les premiers jours : mais à ces symptômes succède une bonne suppuration et un calme parfait dont jouit l'opéré jusqu'à la guérison.

Le pansement consiste dans le renouvellement journalier de la charpie et dans les soins de propreté. Le régime n'est de rigueur que les premiers jours.

Pendant tout le cours du traitement, je maintiens le membre dans sa position primitive, et j'abandonne à la nature le soin de rapprocher les parties et de les amener à la situation qu'elles doivent consérver toujours. Pour prévenir la roideur du genou, il est nécessaire, à partir du trentième ou du quarantième jour, d'étendre de temps en temps la jambe et de la poser horizontalement, en la soutenant par des fanons et en appuyant le pied par une semelle : mais cette situation ne doit être que momentanée, parce que, pendant qu'elle dure, l'extrémité inférieure du tibia presse sur le tendon d'Achille et tend à s'écarter du pied.

Bien que la jambe soit restée dans l'abduction, il est indispensable de maintenir le pied dans ses rapports avec elle, lorsqu'à la fin du second mois, ses connexions commencent à se fixer. Les attelles de *Sharpe* me servent dans cette vue.

Quand le rétablissement est avancé, dans le courant du quatrième mois, on permet à l'opéré de sortir du lit. Il doit se servir de béquilles qu'il ne quittera que lors de l'affermissement du pied. Alors, un bâton lui suffit jusqu'au moment où, fortifié par l'exercice, il pourra marcher librement et sans aide, avec un talon proportionné à la longueur des extrémités retranchées.

DIX-HUITIÈME OBSERVATION.

M.ᵣ Lucot d'Hauterive (dans ce moment contrôleur des contributions indirectes à Étampes, département de Seine-et-Oise) se donna une entorse au pied gauche, à l'âge de 19 ans, en se livrant à des exercices militaires à Châlons-sur-Marne, et par une suite d'accidens, il fut conduit à une carie très-étendue de l'articulation tibio-tarsienne, quoique dès le principe, on n'ait rien négligé des secours ordinaires de l'art. Un an après, on voyait, de chaque côté de la jointure, un ulcère fistuleux qui laissait écouler un pus sanieux, et permettait de toucher avec la sonde l'extrémité articulaire du tibia, celle du péroné et le corps de l'astragale : le pied, sur lequel le sujet ne pouvait plus s'appuyer, était tuméfié et faisait constamment éprouver des douleurs sourdes.

L'amputation avait paru la seule voie de salut; mais mon père pensa différemment; pour la première fois, le 15 avril 1792, il appliqua la résection à l'articulation tibio-tarsienne, dans le cas de carie; ce qu'il exécuta de la manière suivante.

Il fit une plaie longitudinale depuis la partie inférieure et postérieure de la malléole externe, jusqu'à trois ou quatre pouces au-dessus; puis une autre transversale qui, de l'extrémité inférieure de celle-ci, était prolongée jusqu'au tendon du petit péronier.

Ensuite, du côté opposé, il pratiqua une incision longue de trois ou quatre pouces sur le bord postérieur interne du tibia, et de l'extrémité inférieure de cette solution de continuité; il coupa transver-

salement la peau et le tissu-cellulaire jusqu'au tendon
du jambier antérieur.

Le lambeau externe bien relevé , il dégagea le
péroné des tendons , des ligamens , et en général de
tout ce qui le fixait ; il fit passer le manche d'un
scalpel dessous le corps de cet os et le coupa avec
le ciseau , au-dessus de la malléole. S'étant apperçu
qu'il était carié plus haut, il en enleva encore la
longueur de dix lignes.

Alors, l'opérateur replaça la jambe sur le côté
externe , il détacha les chairs adhérentes à la face
postérieure du tibia à la hauteur où il voulait le
couper, et après avoir glissé dans cette ouverture le
manche d'un scalpel qui servit de rétracteur , il
insinua une lame de scie très-étroite entre les muscles
et la crête de l'os qu'il scia de devant en arrière, ce
qui fut fort laborieux. Puis, portant le pied en dehors
il fit saillir la pièce coupée, dont l'extraction devint
facile.

L'astragale ayant éprouvé les ravages de la carie,
il se servit de la gouge pour en retrancher la face
articulaire supérieure et une grande portion du corps.

Enfin , pour terminer l'opération , il fixa l'angle
de chaque lambeau par un point de suture, il couvrit les plaies de charpie enduite de cérat et enve-
loppa le tout de compresses et du bandage de *Scultet*.

Dans le but de rendre permanente la situation du
tarse et d'assurer ses rapports avec le tibia et le

12

péroné, mon père fit disposer deux plaques en fer blanc conformées de manière à pouvoir rester appliquées sur les côtés de la jambe et du pied, il les garnit de coussins en crin bouilli et les assujettit par des rubans qu'il nouait en devant. Le pied était soutenu par une semelle; un cerceau supportait le poids des couvertures.

Pendant les premiers jours, le sujet fut à la diète, eut de la fièvre, et but de la décoction d'orge coupée avec du lait. D'abord la suppuration fut abondante et fétide; mais elle ne tarda pas à devenir louable.

Six semaines après, les plaies étaient réduites à un huitième, et le pied assez consolidé pour qu'on ne le soutînt plus pendant la levée du bandage. Néanmoins on continuait à se servir des attelles.

Pour faire le pansement, un aide soutenait le genou, un autre le pied; on levait la semelle, les plaques, etc.; on changeait la charpie, puis on rétablissait l'appareil.

Au bout de trois mois, le cours heureux de la maladie fut retardé par un abcès et ensuite par une éruption dartreuse. Ces deux accidens, que l'on parvint facilement à guérir, empêchèrent M. Lucot de s'appuyer sur son pied avant le sixième mois : le septième, il se servait encore de béquilles : le huitième, ce n'était plus que d'un bâton : et quelque temps après, il put marcher solidement et sans secours.

La jambe opérée diffère beaucoup de l'autre, elle

est raccourcie d'environ un pouce ; on y remarque une dépression, à la place de la malléole externe, et du côté interne, au-dessus du pied, il a eu pendant long-temps une tumeur qui diminua petit-à-petit, et disparut sans aucun soin particulier. Il n'existe plus d'articulation tibio-tarsienne ; mais l'astragale avec le scaphoïde, le calcanéum avec le cuboïde, ont acquis une mobilité qui supplée en partie à la jointure détruite ; ensorte qu'avec un talon élevé la claudication est peu apparente.

En 1792, Mrs *Percy* et *Chamerlat* vérifièrent ce résultat, dont ils témoignèrent leur satisfaction et leur surprise.

DIX-NEUVIÈME OBSERVATION.

Depuis son bas âge et sans qu'il en connût la cause, Louis Meunier était affecté d'une carie de l'articulation tibio-tarsienne, du côté gauche. Dire qu'il avait épuisé tous les topiques accrédités par la faiblesse, c'est répéter une observation commune à tous les cas dont je rapporte l'histoire, les malades ne se décidant à subir les opérations que quand ils ne savent plus que faire.

Je fus consulté dans le mois de février 1796. Le sujet, âgé de 17 ans, d'une constitution délicate, avait éprouvé précédemment des abcès glanduleux à l'aine et à l'aisselle ; mais il ne lui en restait que le souvenir. La jointure malade ne se prêtait à aucun mouvement. Sur la jambe, très-maigre, on voyait les cicatrices d'anciens dépôts guéris. La malléole interne avait acquis un volume considérable; la peau qui la couvrait était gonflée et livide; deux ulcères, situés au-dessous de cette tumeur, servaient d'issue à deux sinus; par l'antérieur on conduisait le stilet sur le côté voisin de l'astragale, et par le postérieur, sur le même os, en arrière, dans une excavation dont on ne pouvait trouver le fond, à cause de sa direction et de la douleur excessive que la sonde y faisait éprouver. La suppuration était une sanie ichoreuse qui teignait les linges en noir.

La résection fut jugée nécessaire et j'opérai comme il suit.

La jambe posée sur toute l'étendue de sa face externe, je coupai transversalement la peau et le tissu-cellulaire au-dessous de la malléole interne, en commençant vis-à-vis du bord postérieur de cette éminence, et finissant au côté interne du scaphoïde; à chaque extrémité de cette plaie, j'en pratiquai une autre; l'antérieure, longue d'un pouce, était dirigée vers la plante du pied; la postérieure était prolongée dans le même sens sur la face interne du calcanéum, où elle fut bornée de manière à éviter les gros vaisseaux qui y passent. J'abaissai ce premier lambeau après l'avoir détaché du corps de l'astragale.

Ensuite, sur le bord antérieur du tibia, je fis une incision longue de deux à trois pouces, qui se réunissant inférieurement à la première plaie transversale, me procura un lambeau de forme triangulaire, que je détachai de l'os et que je renversai sur les parties molles de la face postérieure de la jambe.

L'extrémité tarsienne du tibia était entièrement cariée; ne pouvant la scier à cause du péroné que je conservais, je me trouvai dans l'obligation de l'enlever par morceaux, en me servant de la gouge, ce qui fut douloureux et long. J'en retranchai la longueur d'un pouce et demi. A cette hauteur, la substance compacte était saine : mais il n'en était pas de même des cellules medullaires : je les trouvai tellement abreuvées de mauvais pus, qu'il me parut nécessaire de les extraire en creusant la portion restante de l'os (1).

Je me servis également de la gouge pour l'ablation de la totalité de l'astragale.

Le sujet remis au lit, je couvris les plaies de bandelettes enduites de cérat, et par-dessus de charpie sèche; j'entourai le tout de compresses, puis du bandage de *Scultet* : le pied que je posai sur son côté externe, fut soutenu d'un coussin de balles d'avoine.

Les deux premiers jours, il s'écoula beaucoup de

---

(1) Quoique par cette manœuvre, j'aie enlevé environ deux pouces de ces cellules, le sujet n'a éprouvé aucune exfoliation.

sanie sanguinolente ; on remarqua de la fièvre et de l'agitation : mais bientôt tout se calma et la suppuration s'établit bien. Néanmoins, la cicatrisation fut lente et la guérison difficile, ce qu'alors j'attribuai à plusieurs imprudences du blessé.

Dans la suite, le péroné, ne pouvant seul supporter le poids du corps, descendit sur le côté externe du tarse, et pendant le mouvement progressif, le pied, porté en dedans, ne fut plus appuyé que sur le bord externe. Après avoir quitté les béquilles, l'opéré eut toujours besoin d'un bâton. A ces incommodités près, il a joui, pendant plusieurs années, d'un parfait rétablissement. Devenu secrétaire de M.ʳ le baron Dufour, aujourd'hui commissaire ordonnateur à Metz, il a succombé à une maladie aigue au camp d'Ambleteuse.

VINGTIÈME OBSERVATION.

Le 17 novembre 1814, Thérèse Maigras, âgée de 52 ans, femme de Dominique Fabre, tisserand, domicilié à Nicey (village de l'arrondissement de Commercy), fit un faux pas en s'occupant dans un grenier à foin et se laissa tomber sur l'aire de sa grange. Cette chute, dont elle ne put se rendre compte à cause de la perte de connaissance qui suivit la douleur, eut pour résultat immédiat le déchirement de l'articulation tibio-tarsienne, du côté gauche.

L'extrémité inférieure du tibia perça les tégumens, sortit et se maintint en dedans et un peu en avant de la jointure. Le péroné, fracturé au niveau du bord externe de la poulie de l'astragale, suivit le tibia et resta en arrière contre les muscles de la face postérieure de la jambe. Le pied, rejeté en dehors, fut renversé de manière que sa face inférieure devint externe.

La constitution du sujet était si favorable que, malgré un traitement long et mal dirigé, il ne survint d'autres accidens, après cette cruelle dislocation, que quelques abcès qui se développèrent successivement à la partie inférieure et externe de la jambe.

Je fus mandé le 9 février 1815. Alors la portion saillante du tibia était couverte de bourgeons charnus et présentait un ulcère entretenu par la pression d'un appareil contentif qui, depuis près de trois mois, avait été inutilement appliqué dans le but de redresser et de faire consolider le membre. Du côté externe, plusieurs ouvertures fistuleuses rendaient un pus séreux et peu abondant. Le pied, porté en dehors et parfaitement sain d'ailleurs, était fortement pressé contre l'extrémité inférieure du corps du péroné. Le raccourcissement pouvait être évalué à un pouce et demi.

Désirant éviter l'amputation, et en même temps, procurer à la malade l'avantage d'une nouvelle articulation, je pratiquai la résection des extrémités tarsiennes du tibia et du péroné. Cette opération fut longue et aussi très-difficile, parce que les deux os ayant éprouvé le même degré de déplacement, il fut impossible d'isoler le plus gros de manière à le retrancher en particulier et dès le principe, ainsi que mon père y était facilement parvenu, pour une semblable luxation compliquée de diastasis (1). Après avoir suffisamment découvert le tibia, il fallut faire une incision longitudinale du côté opposé, vers le bord antérieur des tendons des péroniers latéraux. Cette ouverture me servit, d'abord, pour détruire l'adhérence des parties molles avec la face antérieure des extrémités que je voulais retrancher ; ensuite, pour insinuer, de dehors en dedans, une scie étroite et longue avec laquelle je coupai le tibia de devant en arrière. Le péroné placé sur un autre plan, fortement appuyé sur l'astragale, entouré de muscles qu'il importait de ménager, présenta plus d'obstacles et ne put être coupé du même temps.

Il fallut lier l'artère tibiale antérieure.

Après l'opération, la jambe fut placée dans l'abduction, où les attelles de *Sharpe* servirent à la maintenir. Quelques mouvemens fébriles qui troublèrent à peine le sommeil, se développèrent les premiers jours ; mais le 13 février ils cessèrent entièrement. L'engorgement du pied disparut pour le premier mars.

____

(1) Voyez la dix-septième Observation.

La plaie externe fut bien cicatrisée le 28 du même mois, et l'interne le 11 mai. Enfin, le sujet dont la situation s'est améliorée successivement et sans interruption, n'eut à supporter d'autres accidens que des douleurs qui, par fois assez vives, se faisaient sentir, de temps en temps, depuis le genou jusqu'au talon : ensorte que, quatre-vingt-un jours d'un traitement simple et très-facile suffirent pour obtenir la guérison de cette grande blessure : résultat flatteur, quand on considère la nature et l'étendue du désordre qu'il fallait réparer.

Aujourd'hui, premier janvier 1816 : Thérèse Maigras marche et se livre aux soins de son ménage sans aucun secours ; au dehors, elle a encore besoin d'un bâton. Les mouvemens de la nouvelle articulation ne produisent aucun bruit ; mais, pendant la flexion, le déplacement des orteils se réduit à un pouce, ce qui influe déjà beaucoup sur la progression. Le membre raccourci de deux pouces, est assez solide pour supporter tout le poids du corps ; il paraîtrait parfaitement sain, sans une dartre qui s'est fixée sur la face supérieure du pied, il y a trois mois, à l'époque de la cessation de la menstruation. En comparant cette observation avec la 17.ᵉ, on voit que le succès est assuré et que, d'ici à un terme peu éloigné, le rétablissement sera complet.

Vingt-unième Observation.

Dans le courant de l'année 1805, Mlle Gauché, (aujourd'hui mariée au sieur Destrubet, gendarme de la brigade d'Issoncourt, sur la route de Bar à Verdun), se donna deux entorses au pied gauche ; la dernière fut suivie de douleurs constantes et sourdes dans l'articulation tibio-tarsienne.

Après avoir vainement tenté plusieurs moyens empiriques, la malade se rendit à Bourbonne en 1807, elle y reçut la douche sans aucun succès. Il en fut de même de l'application de deux moxa, de celle de la pierre à cautère et des frictions mercurielles qui, successivement, lui furent conseillées par son chirurgien.

Inquiète sur sa situation, elle se fit transporter à Bar. La malléole externe me parut augmentée de volume, la peau qui la couvrait était engorgée et altérée par un ulcère sinueux qui avait succédé à l'application de la potasse caustique. Le pied et la jambe n'éprouvaient aucun gonflement. La station était fatigante, et les mouvemens de l'articulation, quoique libres, procuraient de la douleur.

L'altération de l'extrémité inférieure du péroné était évidente ; mais comme cette carie avait fait peu de progrès, mon avis fut de tenter encore l'effet des douches et des bains alcalins.

Enfin, tous les remèdes ayant été sans succès, je

conseillai le retranchement de la portion cariée. Cette opération eut lieu le 6 décembre 1808. Je formai le lambeau selon le procédé que j'ai décrit ; j'enlevai avec la gouge la portion antérieure de la malléole externe, de même qu'une partie de sa face articulaire dont le tissu était également gonflé, ramolli et jaunâtre.

Les premiers jours se passèrent parfaitement : pour le seizième, la plaie longitudinale était cicatrisée : du 16 au 20, la transversale devint saignante, fit éprouver de vives douleurs et troubla le sommeil. Du 20 au 30, ces symptômes furent suivis de l'empâtement du pied, et de la formation d'un abcès situé vers le bord postérieur du lambeau ; ce dépôt fut ouvert par le caustique.

Le 20 janvier : l'heureuse situation de la jambe et du pied, la liberté de l'articulation et la solidité des cicatrices, permirent de renvoyer l'opérée, à laquelle il ne restait qu'une petite ulcération fistuleuse qui laissait encore écouler un peu de pus séreux.

Depuis ce temps, rien n'a interrompu la solidité de la guérison ; cette dame marche librement et jouit de tous les mouvemens propres aux os du tarse ; mais ceux de l'articulation tibio - tarsienne sont bornés.

Quoique cette opération ait donné lieu au développement d'un abcès qui, du 16 au 30, a troublé et prolongé le cours de la maladie, on est fondé à en conclure que, quand une des malléoles est en partie cariée, on peut sauver l'articulation, en enlevant avec la gouge toute la substance osseuse altérée. Ces résections partielles nous ont également réussi sur l'extrémité inférieure de l'humérus (1), et ces premiers essais permettent d'en espérer des avantages plus importans. Pour l'articulation tibio-tarsienne, il serait utile, sans doute, de déterminer jusqu'à quel point on peut exercer de pareilles manœuvres sans produire la déviation du pied ; mais ne voulant faire aucun usage des conjectures, je me contenterai de prouver que des tentatives de ce genre seraient fondées.

Le rapprochement des os , l'affermissement de leurs nouveaux rapports , sont les effets constans et nécessaires de la résection de l'articulation tibio-tarsienne pratiquée selon le procédé que je viens de faire connaître. Pour les membres thorachiques, on a vu que le développement de l'action musculaire suffisait aux résultats, et que, dans la plupart des cas, il devenait indispensable de placer les parties dures dans un nouveau sytème locomoteur dont j'ai montré les conséquences après en avoir fait connaître les conditions : mais aux extrémités pel-

____

(1) Voyez les neuvième et dixième Observations.

viennes, il est toujours nécessaire de revenir vers l'état naturel ; là le retour des mouvemens ne suffirait pas au but qu'on se propose ; il faut que les leviers destinés à recevoir et à transmettre le poids du corps puissent se prêter un appui réciproque, ce qui, outre la conservation des muscles, exige une disposition favorable de la part des surfaces qui doivent se rencontrer. C'est pourquoi, ayant conservé l'astragale dans son intégrité, en opérant pour la luxation du pied, nous avons obtenu, après un succès assez prompt, des mouvemens libres et très-marqués dans la nouvelle jointure. Ordinairement la carie ne permet pas de s'arrêter aussi utilement, parce qu'elle altère à la fois toutes les surfaces contigues ; cette maladie nous a toujours obligés à extraire une partie et même la totalité du corps de l'astragale.

Les articulations ginglymoïdes sont des centres d'action, ordinairement bornés à deux mouvemens contraires. Disposés sur deux plans, les tendons qui les entourent viennent aboutir à l'extrémité du levier, près du centre du mouvement.

L'opposition et l'équilibre des forces sont également nécessaires pour la solidité de la jointure : or, pour en obtenir une nouvelle, après l'avoir détruite, il faut conserver ces conditions. Nous y sommes heureusement parvenus dans la résection de l'articulation tibio-tarsienne, en ménageant tous les muscles qui agissent sur le tarse, et de même, tous ceux qui descendent de la jambe pour mouvoir les orteils. Ici, la direction du tendon d'Achille est très-favorable au rapprochement des os : celle des antagonistes cesserait de l'être si on coupait la portion antérieure du ligament annulaire, et assurément l'opération ne procurerait aucun succès, sans ces coulisses fibreuses qui, non seulement changent la direction de la puissance, mais la décomposent pour en fixer une partie à l'extrémité postérieure du pied, près du centre du mouvement.

C'est ce balancement continuel des forces sur le point d'appui, qui, joint aux rapports des surfaces opposées, donne aux articulations ginglymoïdes une telle solidité, que, sur le corps vivant, il est presque impossible de les disloquer sans avoir préalablement coupé les os au-dessus de la jointure. Aussi, dans toutes ces opérations, cette manœuvre est décisive, et je ne crois pas qu'il soit possible de s'en écarter.

D'après ces remarques, il est facile d'apprécier la différence qui existe entre les fausses articulations qui suivent quelquefois l'application de nos procédés, et celles qui succèdent aux fractures non consolidées. Les premières conservent les organes du mouvement et rentrent dans le système de notre organisation, les autres rompent les leviers et dénaturent les effets de l'action musculaire.

Lorsque les os restent isolés, après leur retranchement, les extrémités mutilées se maintiennent, à peu près, comme on les a laissées. Sous ce rapport, les choses paraissent se passer différemment quand le contact a lieu : en effet, après la résection de l'articulation du genou, j'ai vu l'extrémité inférieure du corps du fémur s'élargir de manière à opposer au tibia une surface au moins égale à la sienne ; et ce développement s'est opéré pendant le repos du malade, avant la possibilité de marcher. Ce fait est le seul de ce genre que j'aie bien observé et que je puisse citer, néanmoins, il prouve que les os peuvent subir, par suite de leur rapprochement et avant l'usage du membre, des changemens favorables à leurs nouveaux rapports ; changemens que je n'ai fait qu'entrevoir et dont, aujourd'hui, il me serait impossible de bien assigner les causes. L'expérience achevera de dissiper ces ténèbres ; mais si, comme je le soupçonne, ce que j'ai remarqué, à l'égard du fémur, dépend essentiellement de la pression du levier contre son point d'appui, il faut, pour entraîner ainsi les os, que la simultanéité et la persévérance dans les efforts, donnent aux muscles une grande force dans l'exercice de cette propriété que l'on désigne par la tendance des fibres à se raccourcir, et qui me paraît assez importante pour mériter d'être observée et étudiée en la considérant dans ses effets.

Dans ce chapitre, j'ai rapporté deux observations qui n'appartiennent pas à la carie ; mais, le succès que nous avons obtenu, dans ces circonstances, dé-

pend si sensiblement de l'application de nos principes, que je me suis cru autorisé à en conserver l'histoire pour ajouter au tableau de nos résultats : d'ailleurs, bien que *Cooper* et Mr *Deschamps* aient également réussi à conserver le membre, en pareil cas;
je crois qu'à l'égard de cette variété de lá luxation
du pied, il était utile d'envisager les choses sous le
point de vue où je les ai présentées. Des deux faits
dont il est question, l'un offre l'exemple d'une
luxation de l'extrémité inférieure du tibia compliquée
de diastasis; l'autre, nous montre le déplacement
des deux os, le péroné ayant suivi le tibia et s'étant
placé en arrière contre les muscles de la face postérieure de la jambe, après s'être rompu au niveau du
bord externe de la poulie de l'astragale.

Après avoir retranché l'extrémité inférieure du
tibia et celle du péroné, en 1782, mon père vit une
nouvelle jointure remplacer celle que la luxation du
pied avait déchirée et détruite ; mais, Mr Lucot,
dont l'articulation était cariée, et auquel il fallut
enlever toute la face supérieure de l'astragale, perdit
les mouvemens sans retour (1). Depuis, j'ai répété,
avec un égal succès, la première opération de mon
père; et dans une autre occasion, qui n'appartient
pas à notre pratique, j'ai vu un nouveau ginglyme
succéder à la résection de tout le corps de l'astragale.

____

(1) Voyez les dix-septième et dix-huitième Observations.

Ces observations nous montrent le tibia et le péroné toujours mutilés, mais opposés, tantôt à une surface unie, tantôt à une coupe irrégulière de l'astragale. Dans ce seul et dernier cas, la perte des mouvemens a terminé l'entreprise. Si on examinait isolément ce fait particulier, il semblerait que l'immobilité des os suffit pour en prouver la consolidation : je le pensais autrefois ; mais d'autres circonstances m'ont appris à me défier des apparences : par exemple, après la résection du genou, bien que dans cette opération j'aie anéanti l'action des extenseurs, le tibia et le fémur sont restés contigus et immobiles, par l'effet de la pression et de l'engrènement des surfaces opposées. Toutefois, si on peut m'opposer d'autres faits, s'il est possible que l'action vitale livrée à elle-même produise des résultats différens dans des situations semblables, au moins est-il vrai que la non-réunion est la terminaison la plus fréquente, enfin, celle à laquelle il faut se préparer en ménageant au membre les conditions qui en assurent invariablement la solidité.

Pendant toute la durée du traitement qui suit la résection de l'articulation tibio-tarsienne, mon père a maintenu la jambe dans une situation horizontale ; en cela, je n'ai pas suivi son exemple, j'ai placé le membre dans l'abduction ; j'y ai été déterminé par l'usage où je suis d'employer cette position pour toutes les fractures de la jambe. Ici, le choix est peut-être indifférent, car nous avons réussi l'un et l'autre.

Maintenant, je crois avoir suffisamment prouvé que, dans les circonstances favorables, le danger des résections est loin d'être proportionné à l'importance de l'entreprise. Cet avantage ne peut surprendre les praticiens, puisqu'ils ont observé, après la luxation du pied, que l'extraction de l'astragale, faite sur des parties déchirées et déjà enflammées, est une opération facile, peu douloureuse et *constamment suivie de la diminution des accidens* (1).

CHAPITRE V.

Articulations Tarsiennes.

SOUVENT les os du tarse sont le siège de la carie; leur structure spongieuse, la multiplicité de leurs rapports en favorisent les progrès, tellement qu'il est rare de la trouver bornée à une seule de leurs articulations : quoiqu'il en soit, lorsque cette maladie ne dépend d'aucun vice de la constitution, nos procédés lui sont généralement applicables, et plusieurs fois, en pareilles circonstances, nous les avons mis en usage avec un grand succès.

Pour découvrir le cuboïde, le scaphoïde, ou les

____

(1) Traité des maladies chirurgicales, par M. le baron *Boyer*, vol. 4, page 394.

os cunéiformes, il faut circonscrire un lambeau sur la face supérieure du pied et le relever du côté de la jambe, en évitant, toutefois, d'y comprendre les tendons des péroniers latéraux et ceux des jambiers antérieur et postérieur, afin d'être toujours maître de profiter des occasions favorables pour en conserver l'insertion. Ces opérations seraient peu difficiles, si la petitesse des os et la perfection de leurs symphises n'embarrassaient pour saisir et séparer les portions qu'on veut enlever ; mais quoique la manœuvre soit, le plus souvent, longue et laborieuse, on sera toujours satisfait de l'entreprise : le sujet guérit promptement et parvient bientôt à se servir de son pied comme si on ne lui avait rien enlevé ; il boite pendant quelques mois, puis marche sans claudication.

Le calcanéum ne présente pas les mêmes ressources lorsqu'il est carié. Quand on enleve sa face inférieure, le talon qui a perdu une partie de sa saillie, ne peut, après la cicatrisation, supporter solidement le poids du corps. J'ai fait cette opération une fois, et pendant plusieurs années mon malade a été obligé de se soumettre à l'usage d'un talon élevé. Si, pour atteindre toutes les parties viciées, on prévoyait devoir être forcé d'enlever une très-grande portion du calcanéum, ou de détruire l'insertion du tendon d'Achille, je pense qu'il n'y aurait point à balancer sur le choix de l'amputation.

Il n'est pas rare que les os du métatarse reçoivent

de leur communication avec ceux du tarse, la maladie qui est l'objet de mes recherches, souvent aussi
ils l'éprouvent primitivement. Si leur base est affectée
seule, on peut en faire le retranchement et conserver
ce qui est sain ; si c'est leur extrémité antérieure, ou
toute leur étendue, il faut les emporter ainsi que les
orteils qui n'auraient plus d'appui. Lorsqu'il ne s'agit
que de l'un d'eux, un lambeau est inutile ; il suffit
d'une incision longitudinale sur la face supérieure
du pied : on rapproche ensuite les lèvres de la plaie
qui se réunit et se cicatrise promptement. On est
exposé à couper l'arcade plantaire, mais cela n'est
d'aucun danger et il est rare d'être obligé d'en faire
la ligature : au surplus, il serait facile de se rendre
maître du sang. J'ai pratiqué ces opérations, mais
j'ai négligé d'en tenir note.

La main n'est pas étrangère aux effets de la carie :
lorsqu'elle exerce ses ravages sur le carpe elle fait
des progrès rapides, et le plus souvent, tous ces petits os, la base de ceux du métacarpe, et l'extrémité
articulaire du radius, sont altérés lorsqu'on vous con-
sulte, et ne laissent de ressource que dans l'amputation de l'avant-bras. Si elle est bornée à un, ou
deux os du métacarpe, il faut les enlever, ainsi que
les doigts dont ils sont l'appui, rapprocher, réunir
la plaie, et conserver la main qui, bien que mutilée,
est encore très-utile : telle a été notre pratique.

La résection est applicable à l'articulation radio-carpienne ; je l'ai faite une fois, il y a longtemps, pour une carie de l'extrémité inférieure du radius. Le sujet, nommé Agnès Bouchon, était une jeune couturière du village de Trevray, près Ligny, département de la Meuse : j'ai réussi ; mais je n'en ai pas conservé l'observation parce qu'alors je n'en sentis pas toute l'importance. Pareille occasion ne s'est pas rencontrée depuis. J'ai acquis la certitude que l'opérée, qui est morte l'année dernière, avait conservé les mouvemens des doigts et même ceux du poignet, de manière à reprendre son premier métier. Je ferai remarquer, à cet égard, que si on se contente de retrancher l'extrémité du radius, ou seulement celle du cubitus, la main se déjette dans le même sens ; d'où il résulte qu'il est nécessaire de couper également les deux os; il faut aussi ménager les tendons et ouvrir la jointure sur les côtés, à peu près comme nous l'avons fait pour l'articulation tibio-tarsienne.

De toutes les opérations faites à l'occasion de la carie du tarse, il ne me reste que la relation suivante; elle suffira pour donner l'idée de la marche à suivre.

VINGT-DEUXIÈME OBSERVATION.

En 1788, M. Varinot, laboureur et maire à Savonnières en Perthois, consulta mon père pour son fils Gaspard qui, six semaines avant, avait reçu

un coup sur la face supérieure du pied droit. Vis-à-
vis l'os cuboïde, un ulcère d'un pouce de diamètre
rendait un pus sanieux ; il en existait un autre,
provenant de l'ouverture d'un abcès, entre le second
et le troisième os du métatarse. La sonde, qu'on
introduisait facilement dans l'intérieur du cuboïde,
faisait sentir une carie dont on ne pouvait apprécier
l'étendue. La partie inférieure de la jambe était
très-gonflée.

L'opération décidée, mon père fit une incision
du côté externe du pied, depuis le tiers postérieur
du cinquième os du métatarse, jusqu'au-dessus de
l'apophyse antérieure du calcanéum, en passant par
l'ancien ulcère dont il vient d'être parlé. La plaie
précédemment faite entre le second et le troisième
os du métatarse étant jugée suffisante, il en pratiqua
une autre transversalement, de manière à réunir les
deux. Le lambeau ainsi formé, il le détacha des os,
le releva et le fit maintenir par un aide.

Il fut obligé d'extraire le cuboïde, le troisième os
cunéiforme, l'extrémité postérieure du quatrième
os du métatarse, le côté interne de la même extrémité du cinquième, et enfin la face articulaire par
laquelle le calcanéum s'unit au cuboïde. Le tendon
du long péronier fut conservé et resta à nud au fond
de la plaie.

Cela terminé, il abaissa le lambeau, et en fixa
les angles par la suture.

Du quatrième au huitième jour, il y eut beaucoup de douleurs et de gonflement ; le cinquième, les fils des sutures furent coupés. Le relâchement arriva du neuf au douze, alors parut une suppuration abondante et les symptômes inflammatoires se dissipèrent. La plaie interne et l'antérieure se cicatrisèrent rapidement ; l'externe donna issue à une grande quantité de pus.

Le malade fut contraint de se servir de béquilles pour les premiers exercices qui suivirent l'opération ; mais il les abandonna bientôt, et finit par marcher librement.

Aujourd'hui, M. Gaspard Varinot, livré aux pénibles travaux de l'agriculture, ne se sent point des suites de cette opération. Son pied droit comparé à celui du côté opposé ne présente d'autre différence que le raccourcissement du bord externe qui a perdu un pouce de sa longueur, par l'effet du rapprochement des os. L'astragale jouit de tous ses mouvemens sur le calcanéum et le scaphoïde. Les tendons des péroniers latéraux ont été conservés.

CONCLUSION.

Après avoir décrit nos procédés et donné l'attention nécessaire à l'exposition des faits parti-culiers, je me suis attaché, en rédigeant cet opuscule, à rechercher et à faire connaître les circonstances qui décident des résultats. Ici, je n'avais pas à faire usage de la théorie, je devais également me refuser aux conjectures, et l'occasion d'observer m'a si souvent manqué, sur le petit théâtre où j'ai exercé, qu'il m'a été impossible d'étudier, avec un égal succès, toutes les parties de mon sujet; il en est même qui attendent encore une main habile : néanmoins, nos remarques sur les effets de l'action musculaire sont si positives, qu'elles suffiront, je pense, pour déterminer à de nouvelles recherches en fixant les idées sur plusieurs points très-essentiels. Il eût été satisfaisant pour moi de n'avoir à présenter que des procédés simples et d'une exécution constamment facile : sans doute, avec de la persévérance, on s'approchera de plus en plus d'un but aussi désirable; cependant, toutes ces opérations renferment des difficultés que l'expérience ne pourra applanir entièrement ; et en les pratiquant, je crois qu'il faudra toujours que l'homme de l'art puise beaucoup dans son propre fond ; car il importe surtout d'assurer et d'améliorer les terminaisons.

La gravure m'eut été d'un grand secours, soit pour démontrer avec une plus grande précision des manœuvres difficiles, soit pour convaincre davantage de l'importance de nos résultats, en offrant aux yeux le tableau des pièces retranchées et des membres guéris, ainsi que je l'ai tenté pour l'articulation huméro-cubitale, dans une dissertation faite à la hâte et publiée en 1803 : mais éloigné du séjour des arts, il a fallu céder à des obstacles insurmontables, et me borner aux simples essais que je présente au public.

Dans le chapitre premier, j'ai traité d'une opération admise et pratiquée depuis long-temps ; mais j'avais à décrire un procédé qui me paraît assurer, plus qu'aucun autre, l'avantage précieux d'atteindre la carie dans tous ses développemens, sans nuire, en aucune manière, à la terminaison qu'on est fondé à espérer pour des cas si graves. Si sur un objet, nous nous sommes écartés des méthodes adoptées par des chirurgiens justement célèbres, c'est que beaucoup d'entr'eux, guidés par les premières tentatives, n'ont vu dans cette opération que le retranchement de la tête de l'humérus, ainsi que *White*, *Bent*, *Orred*, etc., nous en ont laissé d'heureux exemples, tandis que nous nous attachons à la résection des extrémités contigues , telle que mon père a été forcé de la pratiquer. Néanmoins, et bien que le succès ait suffisamment prouvé la justesse de nos principes dans les altérations chroniques de l'articulation scapulo-humérale, je suis très-éloigné de généraliser, et je pense qu'il est beaucoup de circonstances , analogues à celle qui fait le sujet de ma cinquième observation , où la différence des maladies permet d'arriver au même but par des moyens plus favorables aux résultats.

Après l'excision de toute l'articulation du coude , l'éloignement des os, tel qu'il s'est maintenu sur les sujets des sixième et septième observations , me paraît désirable, parce qu'il est avantageux au retour des mouvemens de pronation et de supination qui , autrement, seraient perdus sans retour. Cependant, si on n'avait à retrancher que l'extrémité inférieure de l'humérus, il se pourrait qu'il fût plus convenable d'arriver à un contact immédiat, et de procurer une nouvelle jointure , en conservant le tendon des extenseurs. On doit le croire d'après l'observation de *Wainman* que *Park* a rapportée , et , précédemment , j'ai démontré combien il serait utile , pour toute espèce d'articulation, de parvenir à conserver l'équilibre des forces motrices. Je pense qu'ici un procédé calculé d'après ce principe ne serait pas applicable dans le cas de carie ; mais, pour la nécrose de l'extrémité inférieure de l'humérus, pour une luxa-

tion avec déchirement de l'article, et même pour une
fracture par arme à feu, je ne balancerais pas ; car,
en commençant par scier l'os on serait toujours assuré
de diminuer, en grande partie, les obstacles que les
deux apophyses du cubitus font éprouver pendant
qu'on opère la dislocation.

L'observation de *Park* et celle de mon père m'ont
déterminé et dirigé pour la résection de l'articulation
fémoro-tibiale. La réunion des os qui était mon espoir et le but principal de mon procédé, n'a pas eu
lieu. Je regretterais beaucoup de m'être livré à une
entreprise si peu profitable, si je n'espérais qu'elle
servira à nous avancer vers la vérité. Maintenant,
plus éclairé sur l'ensemble de mon sujet, je suivrais
des principes bien différens, j'attendrais la solidité
du membre, non de la consolidation du tibia avec le
fémur, mais de l'action des muscles : persuadé qu'en
me rapprochant du plan de la nature, je parviendrais,
en moins de temps et avec beaucoup moins de difficultés, à une terminaison sur laquelle, dans des cas
faciles à déterminer, j'aurais toujours droit de compter.

Pour obtenir le rétablissement du malade, après
la résection de l'articulation tibio-tarsienne, il ne
suffit pas que les os soient rapprochés et mis en contact par l'action des muscles, il faut qu'ils s'affer-
missent dans leurs nouveaux rapports, de manière à
recevoir le centre de gravité sans se déplacer et sans
procurer de douleurs : en outre, le péroné, qui n'est

point destiné à supporter le poids du corps, souffre de la résistance qu'il est obligé d'opposer à la pression du tarse, lors des premières tentatives pour revenir à l'usage du membre : ordinairement, son extrémité inférieure se courbe en s'approchant du tibia pour s'y appuyer. De pareils changemens ne suivent pas les rapides progrès des cicatrices, ils se consolident, ils s'accomplissent, à l'aide de l'exercice et dans un laps de temps qu'il faut estimer à une année, à dater du moment de l'opération.

Dans le chapitre cinquième, je n'ai rien ajouté d'essentiel à ce que j'avais écrit en 1803, parce qu'il m'a semblé suffisant pour le genre d'opérations dont il est l'objet. Il est des choses qu'il suffit d'indiquer.

Je regrette de n'avoir pu traiter en particulier et avec les développemens nécessaires, la résection de l'articulation radio – carpienne ; mais , manquant d'observations précises et détaillées, il eut fallu me livrer à des comparaisons : malgré ma conviction je n'ai pas voulu recourir à l'analogie : d'autres feront mieux.

Pour bien juger des faits que je viens de faire connaître, il faut se rappeler que les muscles, destinés à la locomotion, ont deux propriétés bien distinctes qu'il importe de ne pas confondre. L'une, connue sous le nom d'irritabilité, a été soigneusement observée dans ses effets ; elle obéit à la volonté. L'autre, que l'on désigne par la tendance des fibres au raccourcissement , s'exerce à notre insçu : celle-ci n'est pas apparente dans l'état naturel, parce que, partout, la résistance est supérieure à l'action ; mais du moment où cette opposition cesse, ses effets deviennent très-sensibles et méritent une sérieuse attention ; car ils peuvent fournir à l'art une importante ressource.

D'après nos observations, cette dernière propriété se manifeste aussitôt l'excision des extrémités articulaires, par le rapprochement graduel, et enfin par le contact des os que l'opérateur avait laissés écartés.

Il est vrai que ce résultat varie ; mais alors la différence tient à des conditions qu'il est facile de remarquer.

Les os restent isolés, quand les muscles qui s'attachaient à l'extrémité supérieure du levier ont été coupés (1). Ils sont rapprochés dans le cas contraire.

Ce rapprochement est plus ou moins prompt, plus ou moins sensible, suivant la force et le nombre des muscles préservés. Pour qu'il soit intime et solide, il est nécessaire que les antagonistes, c'est-à-dire, les extenseurs et les fléchisseurs, soient également conservés : alors, on voit naître, le plus souvent, une nouvelle articulation.

Ces fausses jointures, dépourvues de ligamens, ne peuvent se maintenir que par la persévérance de

____

(1) Voyez les seconde et troisième observations.

l'action qui les a produites ; sans quoi, on ne concevrait pas, ce qui pourrait leur donner de la consistance et les mettre à même de résister aux causes de déplacement.

Cette puissance qui agit et persévère après les résections, n'est autre chose que le développement d'une disposition naturelle : donc, dans le cours de la vie, les muscles ne se bornent pas à mouvoir les leviers qui leur sont confiés ; mais ils concourent, nécessairement, par des efforts constans et simultanés, au rapprochement des os et à l'affermissement de notre charpente : ce qui explique la nécessité de leur attache près du centre du mouvement, malgré le désavantage qui en résulte pour l'action des forces motrices.

Ces réflexions, quoique très-sommaires, me paraissent suffisantes pour poser les bornes de l'art et en déterminer les ressources relativement à mon sujet. En effet, ne pouvant jamais compter sur la consolidation des os après le retranchement de leurs extrémités articulaires, la résection n'est proposable, pour les articulations fémoro-tibiale et tibio-tarsienne, qu'avec la possibilité de ménager le tendon des extenseurs et ceux des fléchisseurs, et de conserver leur insertion, ou leur action, à l'extrémité du levier près du point d'appui ; car, soit qu'on soit fondé à espérer une nouvelle jointure, soit qu'on doive renoncer au retour des mouvemens, il n'existe pas d'autres moyens de s'assurer de la rectitude et de la solidité du mem-

bre. Les extrémités supérieures offrent plus de ressources, parce que, pour elles, la mobilité est la
première condition : à leur égard, l'utilité de l'opération est encore beaucoup plus sensible à cause de la
main dont rien ne peut faire oublier la perte. Maintenant, il est facile de voir, pourquoi, dans toutes
ces entreprises sur les articulations ginglymoïdes, il
n'est point égal d'être obligé de diminuer la longueur
du levier, ou d'avoir à retrancher une partie de l'os
qui fournit le point d'appui : on conçoit aussi, comment l'arrangement des muscles de l'épaule rend
l'extrémité supérieure de l'humérus beaucoup plus
accessible ; la nature ayant séparé, dans cet endroit,
les forces qui impriment le mouvement d'avec
celles qui consolident les rapports de contiguïté ; disposition admirable qui, à la sûreté du point de contact, réunit la possibilité d'un déplacement rapide et
très-étendu.

F I N

www.ingramcontent.com/pod-product-compliance
Ingram Content Group UK Ltd.
Pitfield, Milton Keynes, MK11 3LW, UK
UKHW022043070726
13613UKWH00002B/658